Birgit Gruber

Krebs!

Für mich ist das nix!

Manuela Kinzel Verlag

Impressum:

Manuela Kinzel Verlag
73037 Göppingen
Tel. 07165 / 929 399

info@manuela-kinzel-verlag.de
www.manuela-kinzel-verlag.de

Umschlagfoto farbig: privat
Umschlagfoto s/w: Nana-Recover your smile e.V.
Tom Haider

1. Auflage 2019
© Alle Rechte vorbehalten.
Manuela Kinzel Verlag

ISBN 978-3-95544-130-2

Inhaltsverzeichnis

„Das Schicksal mischt die Karten,

und ich darf damit spielen."

„Die Histologie hat bei der Untersuchung Krebszellen festgestellt." Rummms!!!
Herr Doktor hat mich zur Nachbesprechung einer Bauch-Operation gebeten. Drei Wochen sind seit meiner Entlassung aus der Klinik vergangen. Bis gerade eben war dieses Gespräch nur eine Formsache für mich.
Ich sitze im Besprechungszimmer der gynäkologischen Station der Uniklinik. Ein netter, sehr sympathischer Herr Doktor ist gerade dabei, mir den Boden unter den Füßen wegzureißen.
„Keine Krebszellen! Alles gut!" Das will ich hören. Ich überlege: „Krebszellen in meinem Bauch? Was hat der Doc denn genommen? Wie ist der denn drauf? Bis auf eine kleine Erkältung ab und an war ich nie krank. Das kann nicht sein. Niemals!"
Vor drei Wochen quälten mich heftige Bauchschmerzen. Eine neue, unschöne Erfahrung. Bis dahin hatte sich mein Bauch nie so deutlich zu Wort gemeldet. Anfangs war ich noch entspannt. Vielleicht hatte ich das Essen nicht vertragen, viel zu viel Stress, Möglichkeiten gibt es viele.
Nervös wurde ich erst nach ein paar Tagen. Sämtliche Selbstheilungsversuche scheiterten kläglich, Tee und andere Hausmittelchen machten es nicht besser. Ein

Termin bei Herrn Hausarzt war schnell organisiert. Er würde wissen, was zu tun ist.

Am Abend zuvor ging es weiter bergab, Besserung war nicht in Sicht. Es war klar, Herr Hausarzt würde auf meinen Besuch verzichten müssen. Die Schmerzen kaum noch zu ertragen. Mehrere Tage hatte ich mich bereits gequält, zu Übelkeit und Schmerzen gesellte sich hohes Fieber. Deutlich spürte ich, dass da etwas ganz und gar nicht stimmt, in meinem Bauch.

Nach einem anstrengenden, nicht enden wollenden Arbeitstag fühlte ich mich elend und krank. Ein Zwischenstopp in der Notaufnahme sollte mein Feierabendprogramm werden. Bevor ich mich auf den Weg machte, erledigte ich noch alle wichtigen Aufgaben, bereitete alles für den nächsten Arbeitstag vor. Mich beschlich das ungute Gefühl, dass unsere Mitarbeiter am nächsten Tag ohne mich zurechtkommen müssen. Jeder Schritt kostete viel Kraft, für jede Aufgabe brauchte ich viel mehr Zeit als sonst. Schließlich war alles erledigt, ich machte mich auf den Weg.

Freundliche Menschen erwarteten mich in der Notaufnahme. Unverzüglich beorderte man mich auf eine Liege. Dazu die ausdrückliche Anweisung, mich ruhig zu verhalten, still zu liegen und auf die Erscheinung des Herrn Doktors zu warten.

Alles andere wäre mir sowieso zu viel gewesen, viel zu anstrengend und schmerzhaft. Es war wohl deutlich zu sehen, dass es mir sehr schlecht ging.

Herr Doktor erschien im Eiltempo, und schon ging es los: Bauch abgetastet, Venenzugang gelegt, Infusion angehängt und in kürzester Zeit kam das Ultraschallgerät zum Einsatz. Rätselhafte, graue Schatten flimmerten über den Bildschirm. Schneegestöber im Dunkeln, ich konnte nichts erkennen. Herr Doktor schon. Er wurde nervös. Kommentarlos fuhr er mit dem Schallkopf auf meinem Bauch herum. Schmerz lass nach! Wortlos packte er die Gerätschaften weg, wischte noch das Geschmiere von meinem Bauch und schritt zur Blutentnahme: „Bringen Sie das sofort ins Labor, und sagen Sie Bescheid, es eilt!" Die Bereitschaft der Röntgenabteilung wurde umgehend aktiviert: „Wir brauchen ein CT, je schneller desto besser!"

Herr Doktor, sichtlich gestresst, tastete weiter vorsichtig meinen Bauch ab. In dieser äußerst angespannten Atmosphäre war es besser zu schweigen, das bemerkte auch ich und verhielt mich ganz still.

Der nette Herr Doktor sprach ebenfalls kein Wort, er behielt seine Gedanken für sich. Erst viel später erklärte er mir, dass er einen Darmverschluss vermutete. Das ist gefährlich, platzt der Darm, kann es tödlich enden. Deshalb diese nervöse Hektik. Ich hatte keine Ahnung, war dankbar für seine Hilfe und ganz beruhigt.

Ich weiß nicht, was in diesen Infusionsbeuteln drin ist, es half mir sofort. Die Schmerzen ließen nach, schnell fühlte ich mich besser.

„So schlimm ist es gar nicht mehr, da kann ich direkt nach Hause?" Schöndenken kann ich gut. Schwierigkeiten kleindenken und schlechtes Gewissen großdenken kann ich auch: „Was hast du denn da wieder angestellt? Da machst du dich wichtig in der Notaufnahme, dabei ist es gar nicht so schlimm. Hätte ich vielleicht doch bis morgen warten sollen? War es doch das Essen? Als ob die hier nichts Wichtigeres zu tun haben, als meinen Bauch zu bestaunen. Bäuche sehen die hier viele, da nehme ich meinen einfach gleich wieder mit. Ist echt gar nicht so schlimm."

Mein Schweigen hielt nicht lange an. Ich fasste meine Gedanken in Worte, teilte sie mit Herrn Doktor und setzte mich auf. Dieser, spürbar unentspannt, fand das kein bisschen witzig. Vernünftig erst recht nicht. „Sie gehen heute nirgendwo mehr hin, und keinesfalls nach Hause!" Die anschließende Standpauke werde ich so schnell nicht vergessen. Dass für mein plötzliches Wohlbefinden die Medikamente verantwortlich waren, war mir nicht bewusst. Brav legte ich mich zurück und harrte der Dinge, die da kommen. Noch eine Zurechtweisung? „Nein danke!"

Mein Mann musste her. Der wusste noch nichts von Notaufnahme und Doktor. Ich kam direkt von der Arbeit und hatte ihn nicht informiert. Er war beim Sport und wäre sowieso nicht erreichbar gewesen. Ich hätte ihm den Abend verdorben, er hätte sich gesorgt. Völlig unnötig. Meistens liegt sein Handy sowieso Zuhause. Sein bester Freund und Sportskamerad hat sein Telefon immer dabei, also schrieb ich ihm eine Nachricht: „Mein Mann muss sofort kommen, bin in der Notaufnahme!" Solch drastische Ansagen sind die beiden von mir nicht gewohnt, normalerweise kann ich auch freundlich. Zum einen fehlte die Zeit, zum anderen plagten mich derart heftige Schmerzen, da stand freundliches, fröhliches Herumgeschreibe nicht auf dem Programm. Die Nachricht kam an, es funktionierte prompt. Der Mann machte sich unverzüglich auf den Weg.

Als er erschien, hatte er Tochter Nr. 2 im Schlepptau. Mein Auto musste schließlich auch nach Hause gebracht werden. Organisiert ist er.

Den Heimweg hätte ich in diesem Zustand nicht geschafft. Verkehrstauglich ist anders. Die Notaufnahme lag praktischerweise auf meinem Heimweg: „Ich fahre jeden Tag daran vorbei, da halte ich heute mal kurz an." „Kurz" ist ein dehnbarer Begriff.

Kurzbesuche auf Notaufnahmestationen macht man nicht alle Tage. Ich noch nie. Die Notaufnahme kenne ich nur von Zwischenfällen in Form von Platzwunden oder verdrehten Gelenken bei meinem Nachwuchs. Derartige Ereignisse, echte Notfälle, passieren in unserem Haushalt, unerfreulicher Weise, meistens zu Zeiten, in denen die Hausarztpraxis geschlossen ist.

Zeitgleich mit meinen Lieben erschien die Röntgenärztin. Der Herr Doktor wollte ein CT. Sofort! Die Röntgenfachfrau bestand hartnäckig und unnachgiebig darauf zu warten, bis die Ergebnisse vom Labor vorlägen. Sie diskutierten um ein Kontrastmittel, das verstand ich gerade noch. Das Problem dahinter blieb mir verborgen. Es wurde hin und her und her und hin argumentiert. Die Röntgenfachfrau gewann. Als die Laborwerte eintrafen, war alles bestens vorbereitet, es konnte losgehen.

Ich bekam ein Höschen, hinten geschlitzt, wie praktisch. Raus aus der Jeans, hinein ins Schlitzhöschen. „Sehr sexy, in Kombination mit den schwarzen Socken unschlagbar." Meine Gedanken hätte ich besser für mich behalten. „Mamaaa!" Tochter Nr. 2 war für Späße nicht zu haben und verdrehte die Augen, „Es spielt hier überhaupt keine Rolle, wie du aussiehst!" Sie hatte recht. Ich war die schönste Patientin in der Röntgenabteilung, ich war auch die einzige. Es spielte auch tatsächlich keine Rolle. Egal war es mir sowieso. Ablenkung und Aufmunterung meiner Lieben war mein Ziel. Hat leider nicht funktioniert.

Frau Doktor pumpte das Kontrastmittel rein in mich, mir wurde heiß. Ich fühlte mich seltsam unwohl, als ob ich meine Blase nicht unter Kontrolle hätte und einnässe. Tat ich nicht, alles im Griff, reine Einbildung. Ein komisches, unangenehmes Gefühl. Und schon ging es los, freie Fahrt hinein in den Computertomographen. Wieder dieser Gedanke: „So ein Aufstand wegen Bauchweh, wird schon nicht so schlimm sein, so ein Zirkus."

Eines musste ich noch loswerden: „Passen Sie bloß auf, dass mir nichts passiert!" Da war ich schon drin in diesem Monstergerät. Unangenehme Enge und lautes Geratter umgaben mich.

„Akutes Abdomen, große Raumforderung im Unterbauch und viel freie Flüssigkeit im Bauchraum. Kein Darmverschluss." Der Herr Doktor entspannte sich sichtlich. Akutes Abdomen, Raumforderung und die freie Flüssigkeit überhörte ich großzügig. Das sagte mir auch nichts. Ich wusste noch nicht einmal, dass mein Bauch ein Abdomen ist.

Kein Darmverschluss, das hörten meine Ohren, das fand ich gut. Mein Kopf dachte: „Siehst du, da ist nichts Ernstes, der Hausarzt wird es morgen richten."

Frau Doktor war ganz anderer Meinung. Sie hatte eine Überraschung für mich: „Der Krankenwagen ist schon bestellt, er wird Sie in die Gynäkologische Klinik bringen, dort erwartet man Sie bereits. Heute Nacht werden Sie operiert, alles was da nicht hingehört, werden meine Kollegen entfernen. Ich wünsche Ihnen alles Gute." Zack! Und weg war sie. Sicher zurück auf ihre Couch, man hat sie schließlich extra für mich hierher bestellt. Ich gönnte es ihr. Unsere Couch hätte sich über meine Gesellschaft auch gefreut. Da wurde leider nichts daraus. Die Unsere musste den Abend alleine verbringen.

Verzweifelt versuchte ich meine Gedanken zu sortieren, das eben Gehörte zu verstehen und einen Weg aus diesem Dilemma zu finden: „So schnell kriegen die mich nicht. Von wegen Bauch aufschneiden und andere unangenehme Sachen mit mir machen! Was meint die denn mit: ‚Was da nicht hingehört, wird entfernt?‘ Was sollte denn da nicht hineingehören? Was im Bauch drin ist, das braucht man doch.“

Ich diskutierte mit dem Krankenpfleger an meiner Seite. Er hatte die ehrenvolle Aufgabe, bei mir zu bleiben, bis der Krankenwagen kam, um mich abzuholen. Schon im Vorfeld war ich für ihn die Freude des Abends, etwas Abwechslung im tristen Klinikalltag: „Endlich mal eine richtige Kranke, nicht nur Arm oder Fuß verbinden.“ Auch ein Argument. Das hätte er von mir aus gerne für sich behalten dürfen. Nicht nur ich konnte hier meinen Mund nicht halten. Sollte er ruhig seinen Spaß haben, gerne auch auf meine Kosten. Aber Bauch aufschneiden? Nicht mit mir! „Ich will hier raus!“ Auf die Hauptrolle in diesem Drama hätte ich sehr gerne verzichtet.

„Ist schon viel besser, und mitten in der Nacht muss doch der Herr Doktor ins Bett.“ So viele Umstände um meinen Bauch. Ich überlegte krampfhaft und versuchte zu verhandeln: „Sie lassen mich nach Hause, ich habe echt keine Zeit. Sicher findet sich eine andere Lösung. Eventuell hilft ja ein bisschen Medizin, von mir aus auch etwas mehr davon. Da wäre ich flexibel: Tabletten, Tropfen, Zäpfchen oder Saft! Die Apotheken sind doch voll davon. Aber aufschneiden? Nicht meinen Bauch. Ich mache einen Termin, kann besser planen und nächste Woche komme ich wieder.“ Herr Krankenpfleger war entspannt, grinste, dachte ganz sicher, ich mache Witze. Er nestelte an der Infusion herum (er erhöhte die Dosis der Gaga-Medis) und erklärte mir ganz gelassen, dass da in meinem Bauch was Großes gewachsen ist und ganz sicher nicht mit Tabletten oder Tröpfchen wieder wegschrumpft. Frau Doktor hatte mir das auch schon erklärt. Mein Kopf wollte das nicht, er dachte schon wieder: „Ob das wirklich nötig ist?" Einmal drin in der Krankenhausmaschinerie, gab es kein Entkommen. Alle Verhandlungen und Argumente liefen ins Leere. Zähneknirschend ergab ich mich und stimmte zu. Die Schmerzen, inzwischen zwar erträglich, waren leider noch immer sehr präsent.

Diese Zaubermittel in den Infusionen reduzieren nicht nur die Schmerzen, sie schalten auch gleich das Hirn aus. Vernünftig denken und argumentieren funktioniert nicht. Es interessierte niemanden, dass ich am nächsten Morgen wieder zur Arbeit wollte. „Jetzt machen Sie sich mal keine Sorgen!" Doch, machte ich mir aber.

Vor fünf Wochen hatte ich, gemeinsam mit meinem Mann, eine Konditorei eröffnet. Den vorherigen Laden auf dem Land hatten wir nach langem Zögern, vielen Überlegungen und Abwägungen geschlossen. Wir sind mit Sack und Pack in die Großstadt gezogen. Dort mussten wir erst einmal Fuß fassen. Nach ein paar Wochen lief noch längst nicht alles rund. Es gab viel zu tun. Wir hatten uns das lange und gut überlegt. Nachdem ein Wachstum in den alten Räumen nicht

mehr möglich war, war eine Veränderung unabding-
bar geworden.

„Zwanzig Jahre etwa werden wir noch arbeiten, die
Kinder sind erwachsen, stehen auf eigenen Füßen, wir
sind gesund. Wann, wenn nicht jetzt, mit Mitte vierzig
einen Neuanfang wagen?"

Nun waren wir mitten in der Aufbauphase, ein Neu-
start fordert ganzen Einsatz. Viel zu viel zu tun, da
lege ich mich doch nicht ins Bett! Zudem brauchten
wir das Weihnachtsgeschäft, das Geld wächst auch bei
uns nicht auf den Bäumen. Ende Oktober waren wir
da mittendrin. Ich konnte jetzt einfach nicht krank
sein. Wie sollte das denn gehen?

Der Mensch denkt, ...

... und Gott lenkt. „Hallo, du da oben, du lenkst gerade in die falsche Richtung! Gaaanz falsch!" Oder warum befinde ich mich auf direktem Weg in die Uniklinik?

Der Notfallsanitäter versucht mich zu beruhigen: „In der Klinik wird man Ihr Bäuchlein kurieren. Das wird gut werden, die Ärzte dort kriegen das hin, danach können Sie wieder zurück ins Geschäft." Bäuchlein ist gut. Das Bäuchlein ist derart aufgeschwollen und bretthart, da darf man durchaus von einem Bauch sprechen. Die Gaga- und Schmerzmedikamente wirken. Ich finde meine gute Laune wieder. Jammern hat noch nie geholfen, passt auch nicht zu mir. Ich telefoniere mit Tochter und Freundin, reiße sie aus dem Schlaf, um ihnen mitzuteilen, dass man mir heute Nacht den Bauch aufschneiden wird. „Ihr müsst euch keine Sorgen machen, schlaft gut und träumt was Schönes." Das sind die Anrufe, die keiner braucht. Sowas von bescheuert aber auch.

Ein wenig funktioniert der Kopf trotz all der Medikamente, ich organisiere meine Vertretung für den nächsten Arbeitstag. Das Handy machts möglich, da geht das direkt aus dem Krankenwagen heraus. „Nutze die Zeit!" Das ist der passende Spruch für solche Momente.

Da sitze ich nun im Krankenwagen, trage noch die Bluse mit den Glitzerpailletten, untenrum dieses Höschen mit Schlitz am Hintern. Die Außentemperatur beträgt etwa 10 Grad. Ich friere. Als man mich gut in warme Decken eingepackt hat, wird es gemütlich. Die Rettungssanitäter sind sehr nett. Nachdem alles gut organisiert ist und unsere Mitarbeiter informiert sind, werde ich entspannter.

Während der Fahrt ist mein Bauch überzeugt, dass ich im Gullideckel-Zielfahrzeug sitze. Stimmt aber nicht, der Fahrer passt sehr gut auf und fährt nach mehreren Seufzern meinerseits vorsichtig drum herum. Der Bauch schmerzt, der Kopf denkt: „Frau Doktor hatte recht, es ist schon in Ordnung, wenn da nochmal ein Fachmann guckt."

Meine Begleiter scherzen und machen Witze. Sie haben viel zu erzählen, in kürzester Zeit sind wir im Krankenhaus angekommen. Die Ärzte wetzen schon die Messer.

Man liefert mich ab in der Gynäkologie. Die Mail mit dem Bericht ist längst da: „Ausgedehnter, zystischer, teils fettäquivalenter, septierter raumfordernder Prozess im Mittel- und Unterbauch." Da steht noch mehr unverständliches Zeug. Das erspare ich uns.

Die diensthabende Frau Doktor erscheint und gibt der Krankenschwester Anweisungen: „Nochmal Blutabnahme, ich will alle relevanten Tumormarker und ein großes Blutbild. Alles!" Mein Kopf hört zu und denkt: „Tumormarker? So ein Unsinn. Das können die sich sparen! Was soll das bringen? Aber okay." Auch an dieser Stelle ist es sinnvoll, nicht dauernd anderer

Meinung zu sein. „Lass sie ruhig machen." Ich behalte meine Ansichten für mich. Ich sitze im Wartebereich der onkologischen Station und wundere mich. Schönreden ist angesagt, oder besser schöndenken: „Dies ist sicher die Nachtaufnahme-Station. Morgen werde ich verlegt, ..." Der Kopf verdrängt, die Medikamente helfen ihm dabei. Zahlreiche Urkunden hängen mir gegenüber, hübsch gerahmt und aufgereiht, an der Wand des Krankenhausflures. „Was der Herr Professor alles kann! Da wird er auch meinen Bauch in Ordnung bringen", denkt der Kopf. Es grummelt in meinem Kopf, da steht so viel von Onkologie und Krebsbehandlungen, mir wird ganz mulmig. Viel Zeit zum Grübeln bleibt mir nicht. Der Mann und Kind Nr. 2 erscheinen und lenken mich ab. Man hatte die beiden nach Hause geschickt, um die für mich wichtigsten Utensilien zu holen. Der arme Kerl, es ist zwei Uhr in der Nacht! Um drei Uhr muss er an seinem Arbeitsplatz sein. Eine schlaflose Nacht erwartet ihn. Das Kind übernimmt die Aufgabe des Chauffeurs. Sobald ich eingefahren bin in den Operationssaal, werden sich die beiden auf den Heimweg machen. Der Mann zur Arbeit, das Kind ins Bett. Dann gilt es für die beiden abzuwarten, bis der Doktor mit mir fertig ist. Die Urkunden bemerke nur ich.

Die Warterei und das Bestaunen der vielen Urkunden über erzielte Erfolge in der Krebstherapiekarriere des Herrn Professors endet mit dem Erscheinen der Nachtschwester.

Es geht los! Rauf auf die Liege und allerhand Papierkram erledigen. Frau Doktor ist wieder da. Sie hat viele Formulare dabei. Ich unterschreibe, das muss schnell gehen, zum Lesen oder für Fragen bleibt keine Zeit. Das Aufklärungsgespräch geht im Eiltempo an mir vorüber. Schmerzgeplagt unterschreibe ich ungelesen alles, was man mir vorlegt. Zügig geht es in den Operationssaal.

Das Operationsteam steht schon in den Startlöchern. Bevor der Anästhesist mich ins Narkoseland schickt, muss ich eines noch loswerden: „Passen Sie bloß auf, dass mir nichts passiert."

Fünf Stunden später ist Herr Doktor fertig. Bauch aufgeschnitten, Unerwünschtes entfernt und ordentlich zugenäht. Der Prozess, welchen die Ärztin als „eine große Raumforderung im Unterbauch" bezeichnet hat, ist ein 18 cm großer Tumor. Irgendwann später werde ich mich über meine Dummheit wundern. „Raumfordernder Prozess" klingt irgendwie besser.

Ich verbringe einige Tage auf der Wachstation. Ach, wie schön ist es im Medikamentenland!

Die Wachstation hat ihren Namen nicht, weil man dort wach ist, sondern werden soll. Werde ich aber nicht. Was auch immer an Medikamenten in mich hineinläuft, ich verschlafe ganze Tage, bin hilflos wie ein Baby. Aber wenn ich wach bin, dann bin ich fröhlich. „Mama, noch nie im Leben warst du so lustig wie auf der Wachstation", wird sich Tochter Nr. 1 später erinnern.

Einen riesigen Adnextumor[1], dunkelgrüner Aszites[2] im Abdomen, Haare, Zähne, Knochenteile, ein paar Zysten und viel braune Suppe hat der Herr Operateur in meinem Bauch gefunden. Das wird dann im OP-Bericht zu lesen sein. An seine Erklärungen und regelmäßigen Besuche kann ich mich bis heute nicht erinnern, davon wird mir meine Familie später erzählen.

Ein blödes Spiel ist das, ich habe die Arschkarte erwischt.

Circa fünf Zentimeter über dem Nabel hat Herr Doktor das Messer angesetzt, ein eleganter Bogen führt um denselben herum bis hinunter zum Schambein. Meinen Bauch ziert ab sofort eine lange Narbe. Etwa dreißig Zentimeter lang. Die Arbeit wird warten müssen, zuerst steht Heilung auf dem Programm. In diesem Zustand bin ich nicht zu gebrauchen.

„Kann ich hier noch aussteigen?" Nein, kann ich nicht. Mit diesen Karten will keiner spielen. Das schlechte Blatt gehört jetzt mir. Weiterspielen und das Beste daraus machen, das ist ab heute meine Aufgabe.

Unsere Mitarbeiter sind echte Schätze. Sie meistern alle Aufgaben, unterstützen mich und meinen Mann und halten Unangenehmes von mir fern. Ich darf in Ruhe genesen. Drei Wochen nach der OP werde ich wieder im Geschäft sein. Träge und langsam, oft unbrauchbar, aber anwesend.

---

[1] Tumor am Eierstock
[2] Bauchwasser

„Augen zu und durch!"

Noch bin ich zu Gast auf der Wachstation. Schmerzmedikamente bekomme ich per Infusion durch einen zentralen Venenkatheder, den man mir am Hals eingesetzt hat. Die ersten beiden Tage verbringe ich im Dämmerschlaf.

Am dritten Tag auf der Wachstation erscheint ein jugendlicher, sehr freundlicher Pflegeschüler und verunsichert mich. Der junge Mann ist heute zuständig für meine Körperpflege. Das wird nicht schaden. Eine Waschaktion ist durchaus angebracht. Bisher hatte mein Mann das Vergnügen.

Derart stillgelegt ist man brav. Und dieses Matschgefühl im Kopf erleichtert die Sache keineswegs. Unschönes bemerkt der Kopf leider trotzdem. Noch peinlicher geht es gerade nicht. Er ist circa siebzehn, ich knapp fünfzig. Natürlich weiß ich, dass er lernen muss. Es ist mir trotzdem unangenehm. Ihm übrigens auch.

Erstmal obenrum freimachen, und schon geht es los. Wozu die Brust zuerst ins Freie muss, habe ich nicht so ganz verstanden. Egal, er wird wissen, was er tut. Bewaffnet mit Wasser, Waschlappen und Handtüchern startet er sein Programm. Zuerst das Gesicht. Mir wird angst und bange. Hoffentlich sitzt mein Gesicht nach dieser Prozedur noch an der richtigen Stelle. Puh, wie der schrubbt und bürstet. Natürlich kann es auch daran liegen, dass er immer wieder auf meine Brust guckt. Hat der vielleicht Angst um meine Brust? Weiß der nicht, dass Brüste dranbleiben, auch wenn sie im Freien sind?

„Hallo, das Gesicht ist da oben, und ich brauch es noch!" Er reißt sich zusammen, fertig ist das Gesicht, jetzt ist der Oberkörper an der Reihe, anschließend betreibt er intensiv die Intimpflege, er erklärt mir alles ganz genau. Von mir aus tut er, was er mag, ich will es gar nicht wissen und denk mich weg. Weit weg: „Hoffentlich ist er bald fertig." Die Füße vergisst er. Ich behalte es für mich, das kann mein Mann sicher später erledigen, Übung hat er ja bereits. Hauptsache, der Fachmann für Körperpflege geht. Jetzt! Er geht. Er hat es wirklich gut gemacht, unangenehm war es mir trotzdem. Mein Schamgefühl sitzt mit im Raum und macht sich breit in meinem Kopf. Die Tränen fließen.

Endlich habe ich wieder meine Ruhe, ich schlafe und erhole mich. Später erwache ich aus dem Dämmerschlaf und habe großen Durst. Sehr praktisch, dass da ein Becher auf dem Nachttisch steht. Es geht doch nichts über aufmerksame Pflegekräfte. In einem Zug trinke ich den Becher leer. Das tut gut. Schmeckt etwas seltsam. Als alle Flüssigkeit drin ist in mir, sehe ich meinen Mann neben mir grinsen. Der war doch gerade noch nicht da? Und die Zahnbürste neben dem Wasserglas habe ich ebenfalls glatt übersehen. Zu spät, das Mundwasser ist schon drin in meinem Magen. Ich werde es überleben. Gut schmecken tut es auf jeden Fall. Ausgeschlafen ist die Welt gleich ein bisschen schöner. Er lacht, wir albern und scherzen. Was soll's, jetzt erstmal ran an die Füße.

Nachdem der Mann wieder weg ist, langweile ich mich und erforsche meine nähere Umgebung. Spannendes gibt es hier nicht zu entdecken. An den Ausblick erinnere ich mich nicht. Meine Reichweite ist ziemlich eingeschränkt, schließlich liege ich im Bett und komme da alleine auch nicht raus. Nur den Nachttisch kann ich überblicken und erreichen. Darauf liegt so ein Ding, ich hole es mir und betrachte es ganz genau. Es ist weiß, handtellergroß, ein Plastikbeutel hängt unten dran. Ich überlege längere Zeit, für was das wohl gut sein soll, finde trotz allem Nachdenken die Lösung nicht. Ist vermutlich nicht schlimm. Zurück damit auf den Nachttisch. Die Putzfrau kommt, ich frage: „Was ist das?" Sie guckt, grinst und antwortet in gebrochenem Deutsch: „Du brauchen dann, is fier kotzen." Sie war mir eine große Hilfe. So ein Kotzbeutel zur richtigen Zeit am richtigen Ort, das hat was.

Und schließlich kommt sie, die Lieblingsfrage aller Schwestern und Ärzte. Jeder, der schon einmal im Krankenhaus gelegen hat, kennt diese Frage: „Hatten Sie schon Stuhlgang?" Ich weiß, dass das wichtig ist, es nervt mich trotzdem. Wie sollte ich denn, wenn ich das Bett noch nicht verlassen habe? Ohne tatkräftige Unterstützung geht das nicht, da braucht es Hilfe. Toilettengänge sind mit aufgeschnittenem, geschundenem Bäuchle kein großer Spaß. Wunddrainagen und Infusionsständer erleichtern die Angelegenheit keineswegs.

Ich bitte um Hilfe. Alle Schläuche und Leitungen sortieren, raus aus dem Bett und im Watschelgang hin zur Toilette. Alleine krieg ich das keinesfalls hin, der Darm aber fordert sein Recht. Es ist auch an der Zeit, ich bin bei Tag 4 angekommen. Es ist ein Montag, die Ärzte waren schon fleißig im Operationssaal. Mehrere Frauen liegen bereits im Aufwachraum, an ihren Betten sitzen deren Männer. Meiner ist leider noch nicht da. Er ist beschäftigt mit Kuchen backen, Torten dekorieren und Kassenbuch auf dem Laufenden halten.

Ich bin ein echter Hingucker, die Attraktion der Station. Vorne hochgeschlossen, hinten offen. Egal, was muss, das muss. Es sind nur wenige Meter bis zum Ziel, doch fühlen sich diese für mich an wie mehrere Kilometer. Angekommen am Zielort, wartet schon ein Problem auf mich. Da die Wachstation in einem Altbau untergebracht ist (das stört mich nicht), ist die Toilette sehr klein. Ich und meine Anhängsel passen da nicht rein. Ein überdimensionaler Abfalleimer versperrt meinem Infusionsständer den Zugang. Die Schwester sieht das entspannt: „Wir lassen einfach die Türe offen!" Das, finde ich, ist keine gute Lösung. Freie Sicht auf freie Toiletten! Das ist nicht mein Ding. „Bitte stellen Sie doch den Eimer raus, dann geht das." Das gefällt ihr nun gar nicht. Sie hat noch andere Patientinnen. Und überhaupt, so schlimm ist das nicht. Es wird schon gehen. Der Eimer bleibt an seinem Platz! Der Mann einer anderen Patientin bietet seine Hilfe an. Die Schwester lehnt dankend ab. Mir kommen die

Tränen. So geht das nicht, ich kann das nicht. Kapitulation auf ganzer Linie. Ich weine. Der Darm wird warten müssen. Kleinlaut erbitte ich Hilfe, um zurück ins Bett zu gelangen. Dort weint es sich leichter. Sehnsüchtig warte ich, in trauter Zweisamkeit mit meinem Darm, auf meinen Mann. Er wird kommen, um nach mir zu sehen. Vielleicht kann er mir behilflich sein und den Eimer entfernen. Er kann. Wieder raus aus dem Bett, hin zur Toilette, Eimer raus, ich und der Infusionsständer rein, Türe zu. Geht doch. Frau Krankenschwester ist spürbar angesäuert. Herr Doktor wird sich freuen, jetzt kann er sein Häkchen setzen. Der Darm freut sich mit.

Wohlfühlen geht anders, da ist definitiv noch Luft nach oben. Von respektvollem Umgang mit hilflosen Patienten, der Wahrung ihrer Intimsphäre und sorgfältiger Pflege habe ich eine andere Vorstellung. Ich liege schwerkrank im Bett und bin selbst bei Kleinigkeiten auf Hilfe angewiesen. Mein Selbstbewusstsein ist vermutlich schon nach Hause gegangen, oder es macht einen Ausflug. Bei mir ist es jedenfalls nicht. Ich fühle mich unwohl, bin traurig und weine viel.

Die Aussage der Schwester: „Warum weinen Sie denn? Das wird schon wieder. Wir haben hier schon viel Schlimmeres gesehen!" ändert leider nichts an meiner Situation. Traurig bin ich immer noch, meine Sorgen und Nöte sind da, ich weine noch mehr.

„Hier werde ich nicht gesund, ich will so schnell wie möglich hier raus." Das erlaubt Herr Doktor nicht.

Donnerstag bin ich hier aufgeschlagen, das Wochenende verbrachte ich hier, aber heute ist schon Montag.
Den ganzen Samstag und auch am Sonntag war ich
die einzige Patientin auf der Wachstation, keine Mitpatienten. Untergebracht in einem kleinen Extrazim-
mer, der pure Luxus, sollte man meinen. Der Herr,
der während der Nächte auf mich aufpasst, ist wirklich
sehr nett und kümmert sich rührend. Nachts schlafe
ich aber.

Die Schwester, welche tagsüber für mich und meine
Gesundung Verantwortung trägt, ist eher spröde und
unzugänglich. Nicht dass ich Bespaßung erwartet hätte, aber dass sie die Tür zu meinem Kämmerlein regelmäßig mit Nachdruck schließt, obwohl es keine
Glocke gibt, das finde ich nicht sehr gut. Das Schwe-
sternzimmer liegt direkt gegenüber, da fände ich es
nett, wenn ich einfach mit ihr sprechen könnte. Ge-
schlossene Türen sind nicht meine Freunde, ihre
schon. An meinem Daumen hängt ein Oximeter, ein
Clip, der die Sauerstoffsättigung im Blut misst, einer
Wäscheklammer nicht unähnlich. Den soll ich mir
vom Daumen nehmen, daraufhin piepst eines der
zahlreichen Geräte, mit welchen ich verkabelt bin. Das
Gepiepse ist nicht zu überhören. Das funktioniert tatsächlich. Nur wenn ihr Handy gerade ihre Aufmerksamkeit fordert, dauert es länger. Mein Essen stellt sie
mir auf den Nachttisch. Blöd ist, dass ich das oft verschlafe und gar nicht mitbekomme. Schlafe ich zu lange, was in meiner Situation durchaus vorkommt, dann

wird es wortlos weggeräumt. Unberührt, ungefragt. Erwache ich aus meinem Dämmerschlaf zu spät und bin hungrig, dann ist das Essen bereits abgeräumt. Welch ein Glückskind ich bin, merke ich schnell: Meine Familie kümmert sich sehr gut um mich. Sie versorgen mich mit ausreichend Essen und Getränken. So haben sie das Gefühl, etwas tun zu können, und mir füllt es den Magen. Schon immer war ich schlank, Übergewicht war für mich nie ein Problem, ich möchte nicht zu viel Gewicht verlieren.

Nachdem das Wochenende und der Montag geschafft sind, verlegt man mich Dienstag auf eine normale Station. Vorher bitte ich noch um Hilfe. Eine Haarwäsche wäre toll. Richtiges Haarewaschen, mit Wasser und Shampoo, kommt nicht in Frage. Viel zu unbeweglich bin ich. Trockene Haarwäsche kannte ich bis dahin nicht. Man stülpt mir ein Plastikding über den Kopf und dann wird fleißig massiert. Nach der Prozedur habe ich eher das Gefühl, alles klebt noch mehr. Eine Wäsche ist nun nötiger als vorher. Es muss reichen. Die Schwester hat sich diesmal wirklich Mühe gegeben. Vielleicht lag es auch daran, dass ich beim Besuch des Herrn Doktors in Tränen ausgebrochen bin und inständig um Verlegung gebeten habe: „Hier werde ich ganz sicher nicht gesund." Das Engagement der spröden Schwester hat danach deutlich zugenommen.

Ein tägliches Highlight ist der Besuch des Physiotherapeuten. Er massiert meinen Bauch, bewegt mich und

ermuntert mich aufzustehen. Eine echte Hilfe, kompetent, human, geduldig und verständnisvoll. Er hat
viele gute Tipps für mich auf Lager. Ich erhole mich
gut und versuche mich viel zu bewegen. Dann ist es
endlich soweit. Ich darf nach Hause. Welch eine Freude! Glücksgefühle im Kopf. Heute scheint die Sonne
ganz allein für mich. Die entlassende Ärztin hat alle
Papiere zur Hand und verabschiedet mich mit den
Worten: „Die Untersuchung in der Pathologie wird
circa zwei Wochen dauern. Dann kommen Sie zur
Nachbesprechung vorbei. Machen Sie sich keine Sorgen, alles sieht gut aus."
Das hört sich doch gut an. Es macht mich glücklich
und beruhigt die Nerven. Nur noch den Termin fest-
legen. Den Arztbrief in der Tasche, geht es nach Hause. Ganz genau werde ich mir erklären lassen, was in
meinem Bauch gewesen ist und dann einen Haken
setzen. Gesund werden, das Leben wartet! Das ist der
Plan.

„Auf dem Boden der Tatsachen liegt eindeutig zu wenig Glitzer!"

Meinen Plan habe ich allein gemacht und Herrn Krebs nicht nach seiner Meinung gefragt. Sein Plan sieht anders aus. Meiner wäre definitiv die bessere Variante. Herr Krebs verhandelt nicht, hinterhältig schleicht er sich an und beißt sich fest. „Bösartige Zellen im entfernten Eierstock!" Rumms!

Der Bericht der Pathologie hat drei Wochen auf sich warten lassen. Angst hatte ich nicht in dieser Zeit. „Machen Sie sich keine Sorgen!" Dieser Satz von Frau Doktor war mein Anker, daran hielt ich mich fest. Drei Wochen nicht nachdenken, alles Unschöne verdrängen und vorwärtsschauen. Ich bin ein positiver, fröhlicher Mensch. Verdrängen kann mein Kopf gut, sehr gut. Für Sorgen und Grübeleien ist keine Zeit. Eine Weihnachtsausstellung organisiere ich, um Personalpläne kümmere ich mich, wichtige Telefonate mit Kunden sind zu erledigen, Termine müssen verschoben werden, die Auftragsbücher sind voll und dann ist da noch dieser kranke Bauch. Er heilt gut, will aber ausgiebig geschont und gepflegt werden.

Vor der Nachbesprechung teste ich meine Verkehrstauglichkeit. Ich lerne sehr schnell, dass der Bauch auch während des Fahrens gebraucht wird. Jetzt weiß ich, warum so viele Menschen auf Automatikgetriebe stehen. Ich übe, ein Chauffeur ist nicht immer verfügbar, es klappt. Wieder ein Stückchen Freiheit. „Ich schaffe das alleine, du kannst dir einen ruhigen Nachmittag gönnen. Die Ärztin hat doch gesagt, dass wir uns keine Sorgen machen müssen. Ich melde mich nach dem Gespräch und heute Abend feiern wir mit unseren Nachbarn die Einweihung ihrer neuen Geschäftsräume." Die grauen Ringe unter den Augen meines Mannes sind unübersehbar, ein wenig Abwechslung und ein Abend unter Freunden werden ihm guttun. Die Tage im Verkauf, die Nächte in seiner Backstube und vor allem das Extrapaket Verantwortung und die Sorge um seine kranke Frau haben ihre Spuren hinterlassen. Da werde ich das ja wohl alleine schaffen. Er darf den Nachmittag verschlafen. Viel mehr kann ich nicht für ihn tun.

Nun sitze ich da in diesem sterilen Besprechungszimmer und bereue meinen vermeintlichen Großmut. Jetzt hätte ich ihn wirklich gerne an meiner Seite. „Warum nur bin ich ganz alleine zu dieser verdammten Nachbesprechung gefahren? Blöde Kuh, immer denkst du, alles alleine schaffen zu müssen." Ich starre vor mich hin und mag es nicht glauben. „Sind Sie ganz sicher? Sie verwechseln da was! Das kann nicht sein." Ich habe mehrere Stunden auf Herrn Oberarzt gewartet, nicht kapiert, warum ausgerechnet der Arzt, welcher mich operiert hat, mit mir sprechen wollte. Jetzt ist mir das klar. Derart einschneidende, aufwühlende und traurige Nachrichten überbringt kein unerfahrener Assistenzarzt. Nicht einmal in der Uniklinik.

Ganz langsam dringt es durch, kommt es in meinem Kopf an. Krebs. „Haben Sie jetzt wirklich von Krebs gesprochen?" In nur einer Minute verändert ein einziges Wort meine Welt und bringt mein Leben durcheinander. Ich sitze hilflos da und fühle nichts, einfach nichts. Gähnende Leere in meinem Kopf.

Ich höre Worte wie Chemotherapie, Portkatheder setzen, Untersuchungen der Leber, Niere, Lunge, Herz und Brust. Sofort! Eine Komplettierungsoperation muss folgen: Bauchfell, Eileiter, Gebärmutter und eventuell betroffene Stellen am Darm müssen raus. „Herr Doktor, Sie haben die falschen Unterlagen! Das kann nicht sein."

Weit gefehlt! Aus der Nummer komme ich nicht raus, ich versuche wieder einmal zu verhandeln: „Alle Untersuchungen, Chemotherapie und was der Herr Doktor sich wünscht, das mach ich. Dafür verzichten wir auf das erneute Bauchaufschneiden. Einmal reicht!"

Ich kenne Menschen, die hatten Krebs, sie haben überlebt, es geht ihnen gut. So mach ich das auch. Dass Eierstockkrebs zu den am schwierigsten zu behandelnden Krebserkrankungen gehört, wusste ich damals noch nicht. „Eierstöcke sind doch sehr klein, da kann das gar nicht so schlimm sein", dachte ich. Deshalb muss doch nicht der halbe Bauchinhalt entsorgt werden. Was denkt sich denn der Herr Doktor? Er hat es mir ausführlich erklärt. Ich wollte es nicht hören. Komplettierungsoperation, davon hatte ich noch nie gehört. Allein das Wort ist schon ein Monstrum. Das ganze Bauchfell, Gebärmutter sowie den Rest der Eierstöcke und Eileiter will er aus mir herausschneiden. Und das gerade jetzt, wo der Bauch wieder so schön zugewachsen ist. „Nein, Herr Doktor, das machen wir nicht."

Geduld hat der Herr Doktor, Respekt! Hartnäckig ist er auch. Ich verliere auf ganzer Ebene. Er erklärt mir alles ganz genau. Die Angst macht sich breit. Natürlich wird noch einmal aufgeschnitten. Kleinlaut stimme ich zu: „Ja, Herr Doktor, wir machen es doch."

Was er alles zu erzählen und argumentieren hat. Nach all den gruseligen, angstmachenden Informationen kann ich es kaum erwarten. Von wegen, so ein kleines Eierstöckle kann doch nicht viel Schaden anrichten. Es kann! Nicht zuzustimmen, wäre Selbstmord. Die Überlebenschancen bei null, Heilung ausgeschlossen. Diese sogenannte Komplettierungsoperation in Verbindung mit einer Chemotherapie ist meine einzige Chance auf Heilung. Und wenn keine Heilung, dann zumindest die Hoffnung auf eine längere Lebenszeit.

Sprachgewandt ist er. Ich nicht. „Passen Sie bloß auf, dass mir nichts passiert!" Ich bekomme ein Rezept für eine Perücke und Rezepte für die Medikamente vor, während und nach der Chemo. Die Untersuchungstermine wird man mir am Folgetag telefonisch übermitteln.

Ich verlasse das Krankenhaus. Wie ferngesteuert irre ich durch die Straßen. Nach langer und tränenreicher Suche finde ich mein Auto wieder. Das kennt den

Heimweg. Welch ein Glück. Verkehrstauglich ist anders. Leichtsinn und Dummheit nennt man das. Heute weiß ich das.

Diesen Abend habe ich mir anders vorgestellt. Kein Fest unter Freunden, sondern ein tränenreicher Abend mit der Familie erwartet mich. Meinen Töchtern, Schwiegereltern und unseren Mitarbeitern die Nachricht zu überbringen, zerreißt mir fast das Herz. Wochen und Monate voller Sorgen und Schmerzen, geprägt von Angst und Traurigkeit, stehen uns bevor. Jetzt fängt der Albtraum erst richtig an.

Ich frage mich: „Ist dies der Anfang vom Ende?"

In mir drin lebt ein starker Wille, Sturheit und Kampfgeist.

Ich brauche ein paar Tage. Dann gräbt sich dieser Kampfgeist langsam durch die Traurigkeit und Verzweiflung in meinem Kopf nach oben: „Nicht mit mir: sacken lassen, durchhängen, ausweinen, Luft holen, Kopf hoch, Schultern straffen, Augen zu und durch."

Permanent sage ich mir: „Ich will, ich kann, ich muss!" Dieser Satz wird zu meinem Mantra. Wenn die Verzweiflung oder Angst um sich greift, mein Herz stolpern lässt, dann halt ich mich daran fest. Permanent wiederhole ich diese sechs Worte mit meiner inneren Stimme. „Ich will, ich kann, ich muss!" Irgendwann habe ich dieses „Ich muss" einfach ausgetauscht mit dem Wort: „Ich werde!"

Ein Ausflug in die Apotheke steht auf dem Programm. Das ist ein Paket. Ich trage mehr Tabletten nach Hause, als ich in den vergangenen 45 Jahren meines Lebens eingenommen habe. „Das wäre aber nicht nötig gewesen, ich will nicht alles Versäumte nachholen." Ich hole nach...

Brav lasse ich alle Untersuchungen über mich ergehen. Nur das mit der Mammographie klappt nicht. Beim ersten Anlauf werde ich wieder weggeschickt. Keine Zeit für mich. Beim zweiten Anlauf komme ich pünktlich zur Mittagspause. „Jetzt nicht!" Beim dritten Versuch, immerhin finde ich jetzt den Weg ohne mich in den zahlreichen Gängen der Klinik zu verirren, hatte die Ärztin die Infusionsnadel für die Chemotherapie schon gesetzt. „Wenn die Nadel drin ist, geht das nicht!" Woher soll ich das denn wissen? Das wäre ganz klar die Aufgabe von Frau Doktor gewesen. Auch gut, dann eben später. Neulinge in der Krebsmaschinerie lernen schnell. Beim nächsten Versuch werde ich darauf achten.

Eine Sache lerne ich ebenfalls schnell: Rückfragen und Skepsis, Unsicherheit und Tränen sind nicht erwünscht. Das stört den Ablauf. Ersatzweise bekomme ich einen ganzen Stapel Informationsmaterial in Form von Zeitschriften zum Thema Krebs, Blaue Ratgeber von der Deutschen Krebsgesellschaft und viele Werbezettel für Haarersatz. Da kann ich alles nachlesen.

Eine Woche nach der Albtraumnachricht sitze ich bereits auf der Tagesstation der Klinik, dort rücken die Patienten am Morgen ein, um sich ihre Chemo-Cocktails verabreichen zu lassen. Nun bin ich angekommen im Land der Krebsis. Bald werde ich haarlos durch die Welt marschieren.

Nur nicht nachdenken, die Infusion muss rein, da führt kein Weg daran vorbei.

Ich warte bereits mehrere Stunden auf den Giftcocktail. Genug Zeit, um in meinem neuen Lesestoff zu blättern. Interessant ist das schon, was da so steht. Aber will ich das wirklich wissen? Ich bin noch mittendrin im Verdrängungsmodus.

Eineinhalb Stunden wird die Infusion laufen. So hat man mir das erklärt. Ohne die geringste Erfahrung gehe ich beim ersten Mal noch unbedarft und ahnungslos an diese Sache heran.

Melden auf Station um acht Uhr, dann Blutentnahme. Das Blut wandert ins Labor, die Ergebnisse sind um zehn Uhr abrufbar. Danach wird die Infusion in der hauseigenen Apotheke bestellt. Ganz speziell für mich gemischt, wird sie anschließend in die Tagesklinik geliefert, das dauert. Es ist zwölf Uhr. Eine Ärztin legt den Zugang in den Port und schickt mich mit der Nadel zur Mammographie.

So viele Glatzen, eine ganze Station voller Krebsis – und ich mittendrin. Das kann nicht sein. Ich glaub das immer noch nicht. „Sind Sie ganz sicher, dass ich hier richtig bin?"

Der erste Giftcocktail ist da, mein Name und mein Geburtsdatum sind auf der Verpackung deutlich zu lesen. Es gibt kein Zurück. Es ist dreizehn Uhr. Die Infusion läuft eineinhalb Stunden, der Herr Doktor hatte recht. Nur das lange dauernde Procedere vorher hatte ich beim Aufklärungsgespräch nicht verstanden – oder verdrängt. Ich fühle mich schrecklich. Das kommt nicht von den Medikamenten, es ist mein Kopf, der verrücktspielt und die Gedanken kreisen lässt. Mein persönliches „Krebsi-Down-Syndrom-Kopfkino-Albtraumland".

Die Infusionen (Antiallergika, Kochsalzlösung zum Spülen, Chemotherapeutikum, nochmal Kochsalzlösung) sind endlich drin in mir, es ist sechzehn Uhr. Acht lange Stunden habe ich heute auf der Tagesstation verbracht. Nun aber nichts wie raus hier!

Die Mammographie vergesse ich. Tochter Nr. 2 ist heute mein Chauffeur. Den ganzen Tag wich sie nicht von meiner Seite. Mein Herz ist voller Mitgefühl für sie. Eine kranke Mama ist sehr belastend. Diese Warterei, erfüllt von Angst, ist eine Qual für uns beide. Sie wollte mich so gerne begleiten, ist es doch der letzte Tag für sie zu Hause. Morgen wird sie ins Ausland reisen, um dort ihre so lange ersehnte, neue Arbeitsstelle anzutreten. Endlich daheim, machen wir es uns gemütlich. Auch große Kinder kuscheln gerne. Das tut unseren Seelen gut. Ihre Koffer sind gepackt, sie hat sich so sehr auf ihre neue Aufgabe gefreut. Jetzt aber möchte sie viel lieber bei mir bleiben. Der Abschied fällt ihr schwer, sie überlegt noch abzusagen. Ich spreche ihr Mut zu, und zum wiederholten Male sage ich ihr: „Egal, was kommt, du hast das Recht, dein Leben zu leben und zu genießen." Dank der modernen Technik, Smartphone und Whats App können wir täglich miteinander sprechen oder schreiben.

Einem schmerzerfüllten Abschied folgt eine tränenreiche Fahrt ins Ungewisse. Dabei ein großer Rucksack voller Sorgen, Ängste und Nöte. Mein liebes Mädchen. Es zerreißt mir fast das Herz.

Eine zweite Meinung einzuholen, ist theoretisch möglich, praktisch hatte ich keine Chance: Donnerstag Befundbesprechung, Freitag total neben der Spur, mein Verstand funktionierte nicht. Das Hirn machte einen Ausflug ins Albtraumland. Dann Wochenende, Montag antreten zu den Untersuchungen, Dienstag auch, Mittwoch Port legen, Freitag erste Chemo-Infusion. Chemo drin, heim, ausweinen. Dann kam langsam der Verstand wieder. Ich bin sehr unsicher, ob es das richtige Krankenhaus für mich ist. „Mama, bitte gehe nicht mehr zurück in diese Klinik!" Der Satz meiner Kleinen schwirrt in meinem Kopf herum. Offensichtlich hat auch sie kein gutes Gefühl. Wir telefonieren viel, immer wieder bittet sie inständig darum, dass ich mir eine andere Klinik suche. Völlig überfordert und ohne große Hoffnung suche ich nach einer Alternative.

„Ein Weg entsteht, wenn man ihn geht."

Vielleicht hat der Gynäkologe eine Idee. Ein Termin muss her. Er hatte schon die Nachsorge der ersten Operation übernommen und die große Narbe gut versorgt. Großes Vertrauen und die Hoffnung auf Hilfe führen mich zu ihm. Dort fühle ich mich wohl und in guten Händen. Ein Lichtblick im dunklen Tal. Mit viel Verständnis und Geduld beantwortet er alle Fragen. Erstaunt liest er die Berichte, geduldig hört er sich meine Sorgen und Nöte an. Auch er hatte nicht mit meinem Herrn Krebs gerechnet. Da er Belegbetten in einem Krankenhaus hat, bitte ich ihn, meine Behandlung zu übernehmen. „Oh nein! Solch große Operationen führe ich nicht durch. Dafür braucht es Spezialisten. Ein großes, gut eingespieltes Ärzteteam. Viel zu gefährlich. Viel zu speziell. Das fasse ich nicht an. Es geht hier um Ihr Überleben." Ehrlich ist er, Respekt. Bis zu diesem Gespräch hatte ich einfach verdrängt, dass Eierstockkrebs derart gefährlich und lebensbedrohlich ist. Inständig bitte ich ihn um Rat: „Ich möchte nicht zurück in diese Klinik. Ich habe es meinem Kind versprochen. Wo kann mir geholfen werden?"
Er hat eine Alternative für mich: Vorstellung in einer anderen Klinik. Dort eine Zweitmeinung einholen. Auf der Stelle vereinbart er einen Termin für mich beim Operateur seines Vertrauens. Der Erfahrenste in weitem Umkreis bei der Behandlung von Ovarialkarzi-

nomen[3]. Das hört sich gut an. Ich bekomme schnell und unkompliziert einen Termin. Anschließend werde ich entscheiden.

Ist ein Ovarialkarzinom diagnostiziert, bleibt genug Zeit, um eine zweite Meinung einzuholen. Es muss behandelt werden, unbedingt, aber auf ein paar Tage kommt es nicht an.

Eine angenehme Atmosphäre, liebevoll gestaltete Räume, freundliche Menschen und ein kompetenter Arzt erwarten mich. Das ist mein Krankenhaus, das ist mein Herr Doktor, hier bin ich richtig. Ich überlege nicht, ich höre auf mein Bauchgefühl. Klinikwechsel und Papierkram sind schnell erledigt. Die Wunde lassen wir heilen, erst dann wetzen wir die Messer neu. Fast derselbe Fahrplan wie in der Uniklinik, aber hier fühle ich mich viel wohler. Nur noch einmal Chemotherapie, erholen, Weihnachten feiern und dann im neuen Jahr gleich die große Operation.

Das Kind wird informiert, ihre Erleichterung ist deutlich zu spüren.

Am 4. Januar 2016 wird es soweit sein. Eileiter, Gebärmutter und das gesamte Bauchfell müssen raus. Dazu gibt es keine Alternative. Alles andere wäre leichtsinnig und unverantwortlich. So wollen es die Leitlinien der Deutschen Krebsgesellschaft. Der Herr Doktor ist der gleichen Meinung. Nicht, dass da noch was Dummes wächst. Nach der Operation werde ich

---

[3] Eierstockkrebs

noch viermal Chemo-Infusionen (Neoadjuvante Chemotherapie) bekommen, danach wird es ausgestanden sein.

Vor der Chemotherapie habe ich seltsamerweise keine Angst. Die Bauchaufschneiderei beunruhigt mich viel mehr. Einmal Chemo habe ich gut überstanden, dann wird das auch die restlichen Male zu schaffen sein.

Der Bauch heilt gut, ich komme wieder in die Spur. Das Weihnachtsgeschäft wartet und ich gehe wieder zur Arbeit, bin ja nicht bettlägerig. Das Kopfkarussell überschlägt sich manchmal, Ablenkung tut gut. Mein Mantra hilft mir.

Die zweite Chemo-Infusion hole ich mir in der Praxis des Gynäkologen. Der darf das. Am Tag davor nimmt er mir Blut, da fahre ich einfach vor der Arbeit kurz vorbei. Ich komme am Chemotag in der Praxis an, da ist das Medikament schon da. Infusionsnadel rein, die Chemo läuft, drei Stunden später bin ich fertig. Raus aus der Praxis, es geht nach Hause, die Couch wartet. Mir gefällt das, ist es doch viel angenehmer als diese Warterei in der Tagesklinik. Ich liege in einem gemütlichen Sessel, der Doc kommt zwischendurch auf einen kleinen Schwatz vorbei, die Hälfte der Zeit verschlafe ich.

Meine Kleine freut sich über die guten Nachrichten und kommt langsam in ihrer neuen Heimat an. Ihre Arbeit macht ihr Freude, sie hat nette Kollegen und Freunde und Mama hat eine neue Klinik gefunden. Weihnachten steht vor der Tür, das wird sie in der

Fremde verbringen. Aber im neuen Jahr, wenn die Operation überstanden ist, dann wird sie kommen und wir können uns fest in die Arme nehmen.

Der neue Herr Doktor hat eine Tablette für mich. Diese hilft mir, alle Nebenwirkungen der Chemotherapie gut zu überstehen. Das geht, war aber leider in der Tagesklinik nicht vorgesehen. Dort hatte ich dieses für mich eine Herausforderung darstellende Sammelsurium an unterschiedlichen Tabletten bekommen. Eine Tablette vor der Chemo, eine während, eine drei Tage danach, eine andere... Ich weiß es nicht mehr. Viel zu viele für mein Gefühl. Mein Gefühl hatte recht. Ich frage mich, warum man nicht versucht, schwerkranken Menschen das Leben etwas zu erleichtern. Vielleicht nur eine Kleinigkeit. Geht es um die Kosten? Das kann ich nicht verstehen: in einigen Kliniken ist es Standard, andere verweigern sich. Ist es die Unwissenheit von Ärzten?

Dr. Google befrage ich regelmäßig zu meiner Erkrankung, immer und immer wieder. Er weiß nichts Neues, aber ich kann mich dann besser hineinsteigern. Schön blöd.

Zweimal vertrage ich die Chemo gut. Übel ist mir nicht. Drei Tage bin ich müde und schlapp, habe viel Durst, aber kaum Appetit, das ist gut zu schaffen. Die Haare werden dünner, noch sind sie da. Der Friseur gegenüber rasiert sie mir raspelkurz, 5 mm, so kann ich mich bereits auf die Glatzenzeit vorbereiten. Mir gefällts. Im Geschäft trage ich bunte Tücher auf dem

Kopf. Daran gewöhne ich mich schnell. Wer will schon meine Haare auf seinem Kuchen?

„Die Komplettierungsoperation muss präventiv gemacht werden", sagt Herr Doktor, „Machen Sie sich keine Sorgen." Das hatten wir doch schon. Der Tumor ist raus, ich bin in der Chemotherapie. Ich mutiere zur Meisterin im Verdrängen. „Alles wird gut!" Augen zu und durch. „Mir wird schon nichts passieren." Etwas anderes will ich gar nicht denken. Was nicht sein darf, ist auch nicht!

Hin zu den Aufklärungsgesprächen, die Ärzte geben sich viel Mühe, ich unterschreibe alles, hefte es ab. Von zuhören keine Spur, ich lasse alle Worte einfach an mir vorbeirauschen. Ich möchte nichts hören von möglichen Komplikationen, künstlichem Darmausgang (brauche ich nicht, niemals), Blutkonserven, Intensivstation, Schmerzpumpe usw. Meine Ohren schalten auf Durchzug, das Hirn ist abgeschaltet. Ich befinde mich noch immer im Verdrängungsmodus. Da werde ich einige Zeit bleiben. Die Realität kann grausam sein, sie wird mich einholen, leider viel zu früh.

Die Wochen vergehen viel zu schnell. Ein unruhiges Weihnachtsfest und ein Jahreswechsel voller trüber Gedanken und Ängste sind geschafft.

Der 4. Januar 2016, ein Montag, ist da. Rein in die Klinik, und schon geht es los. Alles ist perfekt organisiert, antreten um 10 Uhr, um 10.15 Uhr befinde ich mich bereits auf dem Zimmer. Die Anmeldung in der Klinik, alle Vorgespräche und Untersuchungen konnte ich bereits am vergangenen Freitag erledigen. Angekommen im Krankenzimmer, geht es zügig vorwärts. Raus aus den Kleidern, rein ins praktische Hemdchen, ab ins Bett. Es bleibt keine Zeit für traurige Gedanken oder Tränen.

Die Stoma-Schwester steht bereits in den Startlöchern und schwingt den Filzstift, um das eventuell nötige Stoma anzuzeichnen. Nur wenn es wirklich nötig ist, wird ein künstlicher Darmausgang angelegt. Das würde dann aber bedeuten, dass der Darm von Krebszellen befallen ist und Teile davon entfernt werden müssen. Ich bin siegessicher und zu einhundert Prozent überzeugt: „Nein, das machen wir nicht, das brauche ich nicht!" Sie besteht darauf, diskutieren zwecklos. Ich lasse sie malen. Meiner Ansicht nach ist das völlig verschwendete Zeit, aber bitte. „Stoma! Ich? Niemals!!! Malen Sie doch, wo Sie wollen. Es wird keine Rolle spielen, der Herr Doktor wird meinen Bauch wieder zunähen, und zwar komplett!" Sie malt. Schwarze Kreuzchen verunzieren meinen Bauch. Bauchlotto nennt man das. Dummheit passt auch. Schön blöd. Sie gibt sich so viel Mühe. „Wie tragen Sie Ihre Hosen? Wo sitzt der Gürtel?" Ich bin stur wie ein Esel. Etwas Einsicht und die Anerkennung der Tatsache, dass bei solch großen Operationen die Anlage eines Stomas häufig nötig ist, hätte mir nicht geschadet. Zuhören bei den vorhergegangenen Aufklärungsgesprächen wäre sinnvoll gewesen. Ich werde noch oft an sie denken.

Das Stoma sitzt genau am Hosenbund. Neue Hosen müssen her. Die Mitarbeiter der Textilindustrie wollen auch leben, meine Unterstützung haben sie.

Meine bessere Hälfte ist sehr viel aufgeregter als ich. Mich steckt man ins Bett, und sofort bekomme ich diese „Du-mich-auch-und-die-Welt-ist-schön"-Tablette. Mein Mann könnte so ein Tavor-Tablettchen jetzt ebenfalls gut gebrauchen. Ich bin gut drauf und überlege noch: „Vielleicht hätte ich mit ihm teilen sollen?" Zu spät, schon drin in mir. Ich bin beschäftigt mit aus- und anziehen, Koffer auspacken und Nachttisch in Ordnung bringen. Er steht hilflos und traurig daneben und hat folglich viel mehr Zeit für Sorgen. Seine Angst ist deutlich zu erkennen. Ich sehe Tränen in seinen Augen. Alle meine Aufheiterungsversuche scheitern kläglich. Meine Witze findet er nicht lustig. Ich bin schon gaga. Einseitig ist blöd. Die Schwester hat Mitleid mit ihm und schickt ihn nach Hause. Ich fahre direkt in den Operationssaal, die Messer sind schon gewetzt. Warten kann er auch daheim. Herr Doktor wird ihn informieren, wenn er mit mir fertig ist. Fünf lange Stunden arbeitet Herr Chirurg an meinem Bauch. Nachdem alles wieder ordentlich vernäht ist, werde ich auf die Intensivstation gebracht. Da darf mein Mann mich dann besuchen. „Hoffentlich passt der Herr Doktor auf, dass mir nichts passiert!"

Schon wieder schneidet ein Herr Doktor an meinem Bauch herum, auch das hatten wir schon.

Ein Stück Dünndarm, Eileiter, Gebärmutter und das ganze Bauchfell inklusive 92 Lymphknoten werden entfernt und wandern direkt in die Pathologie zur histologischen Untersuchung. Die alte Narbe, inklusive verwuchertem Narbengewebe hat Herr Chirurg entfernt. Die neue Narbe sitzt an genau derselben Stelle wie die Alte, sie ist nur 10 cm länger. Sie beginnt direkt am Brustbein. Eine Bauchstraffung ist in solchen Fällen sozusagen automatisch im Programm dabei.

„Wer kämpft, kann verlieren, wer nicht kämpft, hat schon verloren."

Ich krieg ein Upgrade. Von Figo 1 bin ich in null Komma nix bei mindestens Figo 3b. So steht es im Laborbericht. Das ist die Tumorklassifikation, und die ist ziemlich schlecht. Mein Bauchfell war voller Metastasen, der Dünndarm betroffen, nun doch ein Stoma, die Gebärmutter ein einziger Krebsklumpen, ich glaub das nicht: „Das war bestimmt ein anderer Bauch." Das Stoma schau ich nicht an. Ich verdränge und deck es zu, dann sehe ich es nicht. Was ich nicht sehen kann, glaube ich nicht. Meine Strategie funktioniert nicht. Traurig frage ich mich, wo all die Tränen herkommen. Mein Zustand verschlechtert sich zusehends. Herr Doktor wird nervös, Bluttransfusionen müssen her. Ein wahrer Jungbrunnen. Ein riesengroßes Dankeschön an alle Blutspender! Gäbe es euch nicht, wäre ich nicht mehr am Leben. Das war ganz schön knapp. Danach geht es aufwärts. Jeden Tag ein bisschen. Ich schöpfe neuen Mut. Tumorfrei operiert, der Tumormarker ist bei vier. Vor der Operation war der im mittleren dreistelligen Bereich. Herr Doktor ist guter Dinge. Ich bin bestens betreut. Ein Hoch auf alle Krankenschwestern! Die beste Pflege, die ich mir wünschen konnte, wird mir zuteil. Große Angst hatte ich vor der Schmerzpumpe. Nach einem langen Gespräch mit dem Anästhesisten habe ich letztendlich zugestimmt, welch ein Geschenk. Schmerzfrei und klar im Kopf verbringe ich die ersten Tage nach der Operation. Kein Vergleich zu meinen Erfahrungen nach der ersten Operation.

Es geht aufwärts mit mir: Nach fünf Tagen verlasse ich die Intensivstation.

Ein Psychologe besucht mich jeden Tag, er nimmt sich viel Zeit für mich und meinen Mann, für unsere Fragen und Ängste. Zudem gibt es hier eine onkologische Krankenschwester. Auch sie nimmt sich viel Zeit. Sie führt lange, aufmunternde Gespräche mit uns beiden. Sie beantwortet liebevoll und geduldig alle unsere Fragen, erklärt alles ganz genau und hat viele hilfreiche Tipps und Informationen parat. Für uns beide ist das eine unglaubliche Hilfe und Unterstützung in großer Not.

Jeder Tag bringt mich vorwärts, kleine Schritte in die Freiheit: Magensonde raus, Schmerzpumpe weg, zentraler Venenkatheder entfernt, Blasentraining geschafft, Blasenkatheder gezogen, nur noch eine Wunddrainage drin. Hier bin ich in guten Händen. Liebevolle Pflege, Aufmunterung und Verständnis umgeben mich, täglich geht es mir besser. Ich möchte so gerne, sobald als möglich, nach Hause.

Nun ist da aber immer noch das Ding mit dem Stoma. Keine Entlassung aus dem Krankenhaus ohne funktionierende Stomaversorgung. „Ich will das nicht, ich mach das nicht."

„Wenn Sie es nicht machen wollen, dann warten wir, bis Ihr Mann kommt, dann werden wir ihm das zeigen", spricht die Stoma-Schwester. Eins zu null für sie. „Nein, dann will ich das doch selbst ausprobieren." Um meine Verdauungsapparatur kümmere ich mich lieber alleine. Das kann und will ich ihm nicht zumuten. Das ist mir zu unangenehm. Kackbeutel wechseln ist nicht jedermanns Sache, das verstehe ich. Er braucht nicht noch einen Job, und das schon gar nicht. Durchbeißen ist die Devise. Ich beiße und lerne schnell. Ist gar nicht schwierig, das habe ich mir nur eingeredet. Die Wickeltasche wird mein treuer Begleiter. Tag 11: Heute geht es heim. Eine mobile Stoma-Betreuung wird mich zu Hause besuchen, um mich in der Anfangszeit zu unterstützen. Das gibt mir Sicherheit.

Ich komme gut zurecht, die Angst war vollkommen unbegründet. Ungewohnt, aber aushaltbar. Ein verändertes Körperbild, ich gewöhne mich daran.

Kaum bin ich zu Hause, bereue ich schon meine Drängelei auf schnelle Entlassung. In der Klinik übte ich Treppensteigen, hinauf und wieder hinunter. Aber da war dieser Aufzug zu meiner Sicherheit. Zuhause erwarten mich viele Treppenstufen, nur leider kein Aufzug. „Sind die Treppen schon immer so viele und schon immer so hoch?" Oben angekommen, bin ich fix und fertig, ab ins Bett. Da bleib ich auch, oder auf der Couch. Rundlauf nennt man das: Bett, Badezimmer, Couch und zurück. Zwischendurch zum Esstisch.

Ich faule so vor mich hin und genese. Langsam, aber beständig. Wenn die Sonne scheint, gehe ich raus.

Natürlich ganz lange, so drei oder vier Minuten. Zwei Beutel am Bauch (Drainage und Stoma) verlangen ganz schön viel Aufmerksamkeit. Jeder hat ein anderes Hobby. Ich mach jetzt mal auf Känguru.

Drei Wochen später: Chemotherapie Nummer drei ist drin in mir. Zwei Tage komme ich gut zurecht, am dritten Tag beginnt das Elend. Permanent übergebe ich mich. Hin zum Herrn Doktor, eingewiesen in die Klinik, Schmerz- und andere Wundermittel in den Infusionsbeuteln machen die Angelegenheit wieder erträglich. Nach drei Tagen Entlassung aus der Klinik. Ohne Doktoren-Zaubermittel-Infusionen geht es zu Hause rapide abwärts. Total geschwächt schaffe ich ohne Hilfe nicht einmal mehr den Weg zur Toilette. Ich bin am Ende meiner Kräfte.

Ein guter Freund besucht mich. Bei mir konnte er noch die Tränen unterdrücken, sein Heimweg war tränenreich. Er war überzeugt, dass er seinen schwarzen Anzug brauchen wird. Viel später wird er mir davon erzählen.

Zuhause geht das nicht. Ich bin vor genau 36 Stunden dem Krankenhaus entkommen, jetzt aber will ich zurück. Mein Bruder kommt und hilft mit, mich ins Auto zu setzen. Ich weine vor Schmerzen und weiß nicht, ob die Übelkeit von den Schmerzen oder die Schmerzen von der Übelkeit kommen. „Bitte, lasst mich sterben."

Übelkeit kommt nicht nach mehreren Tagen, das kann keine Nebenwirkung der Chemotherapie sein. Herr

Doktor hat da so eine Ahnung, er wird sofort aktiv. Mein Bauch schmerzt, essen und trinken ist nicht mehr möglich. Ich vegetiere vor mich hin, die Schmerzen sind inzwischen unerträglich: „Bitte, bitte, gebt mir irgendetwas aus eurer Zauberschmerzmittelkiste." Ich werde sterben, dessen bin ich mir sicher. Will ich jetzt auch. Erbrechen in der Dauerschleife, die Putzfrau hat keine Freude an mir. Der Herr Doktor will mich lebend, er passt gut auf, dass mir nichts passiert. Er zieht alle Register. Zuerst legt man mir eine Magensonde, dann wird der Kollege aus der Darmabteilung aktiviert und an mein Bett gebeten. Sofort zum Röntgen und Ultraschall, sein Verdacht bestätigt sich. Jetzt ist er da, der Darmverschluss. Der Spezialist fürs Gedärm quält mich, er weiß aber offensichtlich, was er tut. Ich dachte tatsächlich, dass eine Steigerung meiner Schmerzen nicht mehr möglich sei. Sie war möglich. Nichtsdestotrotz hat er mein Problem gelöst. In direkter Folge habe ich eine Riesensauerei veranstaltet. So ein Stomabeutel ist eben nur begrenzt aufnahmefähig und wenn sich so ein Darmverschluss löst… Noch nie habe ich mich so geschämt. Da hilft es auch nicht, dass ich weiß, dass ich nichts hätte ändern können. Die Putzfrau muss wieder her, mir ist das sehr peinlich. Die arme Frau.

Ich bin nicht mehr in der Lage zu den einfachsten Tätigkeiten. Die Glocke zu betätigen, um die Schwestern zu alarmieren, ist mir nicht mehr möglich. Großer Dank an die allerliebste, beste Barbara. Meine Zimmergenossin ist ein echter Schatz. Aufmerksam und liebevoll kümmert sie sich. Sie erkennt meine Not, mobilisiert im richtigen Moment den Doktor und sie erträgt die Sauerei geduldig.

Neues Bett, neues Glück. Das kommt dann prompt am nächsten Morgen. Die Chemotherapie zeigt mir, was sie sonst noch alles auf Lager hat. Ich liege im Bett, wundere mich über den Filz auf meinem Kissen, greife mir an den Kopf und kann mein Kopfhaar einfach abnehmen. Wieder fließen die Tränen. Glücklicherweise ist meine beste Freundin Friseurin, ich rufe sie sofort an. Sie beruhigt mich und kündigt ihr Erscheinen an. Sie kommt, bewaffnet mit Schere und Rasierer. Die Schere braucht sie nicht. Der Rasierapparat darf zeigen, was er kann, und die Restbestände entfernen. Die Putzfrau kennt jetzt meinen Namen.

Ich erhole mich. Fünf Tage Krankenhaus und es geht mir sehr viel besser. Zurück ins traute Heim, nicht auf dem Friedhof die Blümchen von unten bestaunen. Gerade noch geschafft.

Eine Bettnachbarin wird nicht müde, sich über unwichtige Kleinigkeiten und Nebensächlichkeiten zu beschweren. Einmal schmeckt das Essen nicht, ein andermal sind alle Schwestern mit anderen Patientinnen beschäftigt und sie muss etwas warten … Diese stete Unzufriedenheit und Nörgelei geht mir auf die Nerven.

Ein Gedanke schwirrt durch meinen Kopf: Ich lebe in einem Land, in welchem alles getan wird, um uns

Menschen am Leben zu erhalten, um uns Erkrankten ein lebenswertes Weiterleben zu ermöglichen. Das System in unserem Land ist eines der besten auf der ganzen Welt. In der Mehrzahl der Länder auf unserer Erde hätte ich keinerlei Chancen auf derart aufwändige Operationen gehabt. Geschweige denn auf Heilung. Das teile ich meiner Nörgel-Nachbarin beim Abschied mit. Sie jammert über den ihrer Meinung nach viel zu niedrigen Hartz-4-Regelsatz und erklärt mir, dass sie so lange wie möglich im Krankenhaus bleiben wird. So schlimm kann es dann ja nicht sein. Nix wie raus hier.

Voller Vorfreude auf mein Zuhause und sehr dankbar, hier entfliehen zu dürfen, verlasse ich das Zimmer, um mich vom Pflegepersonal zu verabschieden. Mein Mann ist schon da, er schäkert mit den Schwestern. Regelmäßig hat er sie mit Keksen und Pralinen versorgt. So auch heute. Er war ein stets gern gesehener Gast. Glücklich, hier zu entkommen, bin ich doch ein wenig wehmütig. Der Abschied von all den liebenswürdigen und hilfsbereiten Menschen auf der Station macht mich ein wenig traurig. Vielleicht sehen wir uns einmal wieder, nicht hier, in einer anderen Umgebung. Das würde mich freuen. Sie sind ein wichtiges Stück des Weges an meiner Seite gewesen.

Und tatsächlich! Einige Monate später besucht mich eine kleine Gruppe in meinem Café. Was habe ich mich gefreut!

Wenn du auf der Schattenseite bist, denke daran:

„Die Erde dreht sich!"

Während der Chemotherapie geht es mir psychisch immer schlechter. Ich weine zu viel, komme nicht heraus diesem tiefen Loch, die Traurigkeit hat mich voll im Griff. Da muss Hilfe her, diese kommt in Form einer Freundin. Sie ist Heilpraktikerin, psychoonkologische Begleitung ist ihr Fachgebiet. Der Kopf wird sortiert, Altlasten aufgearbeitet, Essen und seine Wirkung besprochen, Glaubenssatzarbeit, Selbstliebe lernen und noch viel mehr.

Viele Faktoren spielen bei der Entstehung von Krebs eine Rolle, das ist unbestritten. Die Naturheilkunde spricht bei Eierstockkrebs von einem nicht verarbeiteten Verlustkonflikt. Sofort kam mir der plötzliche Tod meiner Mama in den Sinn. Ich war sechs Jahre alt. Wenn die Seele krank ist, kann der Körper nicht heilen. Kopfarbeit ist anstrengend. Quantenheilung und Hypnose – ich bin skeptisch, aber bereit, alles Menschenmögliche oder auch Ungewöhnliches zu tun, um gesund zu werden. Ich lasse mich darauf ein. Welch ein Segen, welch ein Geschenk! Es gibt mir Kraft, Mut und Energie. Ohne Meditation gehe ich lange Zeit nicht ins Bett. Wieder durchschlafen, für kurze Zeit alle Sorgen vergessen, das tut so gut, ich genese. Die Herren Doktoren haben alles getan, um meinen Körper zu heilen, aber erst durch die Kopf- und Seelenarbeit habe ich meine Lebensfreude zurückgewonnen.

Mit allen Sinnen genießen, Freude spüren, lachen und lieben. Ängste zulassen, verarbeiten und wegpacken. Der Weg dahin ist schwer, aber unendlich wichtig. Ich bin felsenfest der Überzeugung, dass auch diese durchaus anstrengende Auseinandersetzung mit der Krankheit, mit meinen Wünschen, Träumen, mit meinem Leben, meiner Geschichte und meiner Lebenssituation an sich sehr viel zu meiner Heilung beigetragen hat. Ohne diese Hilfe hätte ich es nicht geschafft. Dessen bin ich ganz sicher.

Noch immer bin ich auf der Reise. Wer bin ich? Was will ich? Was habe ich widerspruchslos in all den vergangenen Jahren akzeptiert, toleriert und hingenommen? Wo will ich Grenzen setzen? Was will ich nicht? Was darf ich? Was kann ich? Was sind meine Wünsche? Wo sind meine Träume? Was tut mir gut? Was macht mir Freude?

Der Weg ist das Ziel. Welchen Weg will ich gehen?

Oft gehe ich geradeaus, ab und an verirre ich mich, stolpere, um wieder aufzustehen, komme ab vom Weg, verrenne mich in Sackgassen, um umzukehren und plötzlich ganz klar zu sehen. Der Nebel lichtet sich. Die Sicht wird klarer.

„Wichtig ist, es ist was drin. Auf das Obendrauf kommt es nicht an."

So genau wollte ich das gar nicht wissen, so deutlich bräuchte man das nicht zu sehen. Das Perückenrezept werde ich trotz allem nie einlösen. Hübsche Tücher und eine offen getragene Glatze sind meine Wahl. „Ein schönes Gesicht braucht Platz." Welch ein Unsinn! So viel Gesicht habe ich gar nicht, und Trost ist dieser Spruch für mich nicht. „Eine Glatze zu haben ist schlimmer, als eine Glatze anschauen", ist meine Devise. Interessierte Blicke, manchmal auch aufdringlich, treffen mich. Damit lernt man zu leben. Das war ich, das bin ich. Punkt. Immer klappt das nicht, so viele Tränen um die verschwundene Haarpracht. Zuhause, vor dem Ausgehen, auf dem Nachhauseweg, im stillen Kämmerlein. „Ich will meine Haare zurück! Ohne Haare geh ich nicht! Mach bloß kein Foto! – Ich will doch ein Foto!"
Um vom Kopf abzulenken, sollte man auffälligen Lippenstift verwenden und das Dekolleté betonen. Das Ding mit dem Lippenstift kriege ich hin, aber welches Dekolleté bitte? Wo nicht viel ist, gibt's doch nichts zu betonen, da hilft auch kein noch so tiefer Ausschnitt. Die Wimpern und Augenbrauen haben sich ebenfalls verabschiedet, die Chemotherapie hat ganze Arbeit geleistet, das fühlt sich seltsam an. Nicht ein einziges Härchen am ganzen Körper. Haare sind Schmuck und

Schutz. Wenn die Haare weg sind, spürst du erst, wie sehr sie dich beschützen. Vor Kälte, vor Sonne und vor dem Gefühl, nackt zu sein. Die Vorstellung von fremdem Haar auf meinem Kopf ist mir unangenehm. Das muss doch auch anders gehen! Es geht. Viele Firmen bieten spezielle Tücher und Mützen für Krebspatienten an. Meist teuer, nicht alle schön, aber beworben mit gutgemeinten Ratschlägen. Mir gefällt das nicht. In meinem Schrank mit den Sportsachen findet sich ein Tuch. Jeder kennt sie, als Schlauch gearbeitet mit vielen Variationsmöglichkeiten. Damit kann ich leben. Nicht sehr schick, aber sehr praktisch. Eine Freundin besucht mich und schenkt mir eines, super schön, bunt, bedruckt mit fröhlichen Farben. Das gefällt mir, voller Begeisterung setze ich es auf. Was für eine Freude!

In den Sportabteilungen der Kaufhäuser habe ich nur Tücher in langweiligen Farben und Mustern gefunden. Sie war im Billigladen. Davon gibt es ja wirklich genug und das inzwischen fast überall. Bisher waren das Läden, um die ich einen großen Bogen gemacht habe. Ich möchte nicht, dass hungernde Kinder in Billiglohnländern, auf der anderen Seite der Welt, meine Kleider nähen. Ich brauche nicht viel, habe nicht sehr viel, ich trage meine Sachen so lange wie möglich. Was ich nicht mehr trage, aber noch tragbar ist, landet in der Kleidersammlung. Ich kaufe fast ausschließlich in kleinen, privat geführten Geschäften, nicht viel, aber ich werde gut beraten und erhalte eine gute Qualität.

Prinzipien und gute Vorsätze hin oder her. Ich mache mich auf den Weg zum Billig-Ramsch-Laden. Den Ständer voller bunter, schöner Tücher entdecke ich sofort. Der hat auf mich gewartet und bettelt nach Entlastung. Die Entscheidung fällt mir schwer. Zwei Euro pro Stück, da dürfen es auch mehrere sein. Fröhlich trage ich meine Schätze nach Hause. Immer wieder zieht es mich zurück. Meine Kopftuchsammlung ist ganz schön gewachsen. Fröhlich und bunt leuchtet ab sofort mein Kopf. Ich bekomme viele Komplimente, das schönste von einem Gast im Café: „Sie tragen den schönsten Kopfschmuck von ganz Nürnberg." Dafür könnte ich ihn umarmen. An guten Tagen spaziere ich ohne Tuch durch mein Leben und finde mein haarloses Oberhaupt sogar ein bisschen cool. Gut geschminkt, die neue Brille auf dem Kopf, schick angezogen – so gefalle ich mir. Hocherhobenen Hauptes stolziere ich selbstbewusst und mutig durch die Stadt und denke: „Das dürft ihr Hingucker euch erst einmal trauen!" Ist natürlich Quatsch, oben ohne geht man nicht einfach ohne Grund. Ich hole mir fast einen Sonnenbrand. Hirn einschalten, statt Selbstbewusstsein zur Schau tragen, wäre sinnvoll. Ich kaufe eine neue Kopfbedeckung: Hut tut gut! Und sieht gut aus.
Die Werbeaktion vom Friseur gegenüber holt mich zurück auf den Boden der Tatsachen: Endlich fangen meine Haare wieder an zu wachsen, ich bin sehr stolz auf meine Haarpracht (ca. 3mm). Dann kommt da dieser Werbefuzzi und will mir einen Friseurgutschein

schenken. „Ihre Haare sind doch sehr kurz." Ich antworte ganz cool: „Ich brauche keinen Friseur, ich gehe zum Onkologen. Wenn Ihnen meine Frisur gefällt, dann suche ich die Nummer für Sie raus. Der kriegt das hin." Zack! Weg ist es, dieses mühsam aufrechterhaltene Selbstbewusstsein. Die Coolness ist vorbei, ich gehe ein bisschen weinen. Da sind sie wieder, diese hässlichen, unerwünschten und sinnlosen Grübeleien und Gedanken: „Ist mein kahles Haupt vielleicht doch eine Zumutung für meine Mitmenschen? Trage ich lieber noch ein paar Wochen meine Tüchlein?" Nein, trage ich nicht! Es ist Hochsommer und sehr heiß, da ist mir das eine zusätzliche Last. Ich habe genug gelitten. Basta!

In der haarlosen Zeit nehme ich an einem Schminkkurs teil. Die gemeinnützige Organisation DKMS LIFE bietet in vielen Kliniken kostenlose Kosmetikseminare für betroffene Krebspatientinnen an. Ein wunderbares Geschenk. Finanziert wird dieses Programm mithilfe von Spendengeldern und Spenden von Kosmetikartikelherstellern. Tarnen und täuschen lernen von einer einfühlsamen Kosmetikerin, das tut gut. Augenbrauen zeichnen und Wimpern vortäuschen will schließlich gelernt sein. Bisher war dafür kein Bedarf. Jetzt ist es nötig. Zehn Perücken auf einem Fensterbrett, mittendrin mein Kopftuch. Das kann ziemlich viel Spaß bereiten! Jede kann mal die Haare der anderen Frauen aufsetzen, sonst geht das nicht. Gelber und lila Lidschatten ist auch lustig, vor allem in der Kombination mit pinkfarbenem Lippenstift. Humor ist, wenn man trotzdem lacht. Ich hatte einen wunderbaren, lehrreichen, fröhlichen Nachmittag.

Drei Jahre später trage ich mein Haar noch immer raspelkurz. Ich finde das cool, mir gefällt's. Die Angst davor, meine Haare wieder zu verlieren, ist geblieben. Nicht mehr dauernd präsent, aber sie sitzt im Hinterstübchen und meldet sich ab und zu. Ich lass das Haar kurz.

„Sind doch nur Haare." Stimmt schon, irgendwie. Sind sie erstmal weg, kein Gewächs auf dem Kopf und auf dem ganzen Körper, dann verändert das unser gesamtes Erscheinungsbild. Daran muss man sich erstmal gewöhnen. Mir fiel das schwer. Die Haare waren immer da, gehörten wie selbstverständlich dazu. Ich hatte dickes, festes, gesundes Haar, trug eine Kurzhaarfrisur, gepflegt und schön geschnitten. Kein großer Aufwand, aber sie waren da. Ich mochte mein Haar. Plötzlich war da dieser ungewohnte, kahle Kopf, den ich im Spiegel sah. Jeden Morgen der stille Dialog mit dem Spiegelbild: „Hallo, guten Morgen, wer bist denn du?"

„Ach je, das bin ja ich. Guten Morgen, Glatzkopf, mach das Beste draus. Nicht, dass sich noch jemand erschreckt!"

Die Menschen waren größtenteils sehr nett, ihr Entsetzen haben sie gut verborgen. Keiner ist wegen meines haarlosen Hauptes erschrocken. Entsetzt hat sie mehr meine ungesunde, graue Hautfärbung, meine Blässe, die nicht wegzuschminkende Sichtbarkeit der Krankheit sowie der Gewichtsverlust. Deutlich abgemagert und schwach, von der Krankheit und den Therapien gezeichnet, sah ich schrecklich aus. Die Glatze hat dies nur verstärkt, nicht verursacht. Das ist auf den Fotos, die in dieser Zeit entstanden sind, deutlich zu sehen. Ich schaue sie mir oft an. Viele habe ich inzwischen gelöscht, ein paar wenige werde ich behalten. Sie zeigen mir, wieviel ich schon geschafft habe, welch schweren Weg ich gegangen bin. Sie geben mir dadurch Kraft und Stärke. Wir alle gehen durch dunkle Täler und schwere Zeiten, wir erinnern uns nicht sehr gerne an Probleme und Schwierigkeiten.

Haben wir uns unseren Aufgaben gestellt und Probleme erfolgreich gelöst, dann sind wir stolz und fühlen uns stark. Auch erinnern wir uns gerne an das Glücksgefühl und die Erleichterung, eine Hürde geschafft zu haben. So ist das mit meinen Fotos. Immer wieder dieser Stolz: „Ich habe viel geschafft." In diesen Momenten steckt so viel Freude, da ist kein Millimeter Platz oder Raum für Zweifel, Ängste und Unsicherheit in meinem Kopf.

„Nimm die Menschen, wie sie sind, es gibt keine anderen."

Leben mit Vorurteilen, Hilflosigkeit im Umgang mit den Erkrankten und selbsternannten Fachleuten lernt man in dieser Zeit. Ganz schnell! Da wundern sich Menschen über meine Teilhabe am Leben: „Ist das nicht ansteckend?" Nein, ist es nicht.

„Ich habe dir etwas mitgebracht." Ist ja nett gemeint, aber was soll ich denn mit Wein, Schnaps oder Likör? Gesundsaufen geht nicht. Und ob sich das Zeug mit der Chemotherapie und den anderen Medikamenten verträgt? Ich hatte meine Zweifel und habe es für eine Vereinsfeier gespendet. Gefreut habe ich mich trotzdem, denn es war liebevoll ausgesucht, sicher oft begleitet von Unsicherheit. Der gute Wille und all die guten Wünsche zählen.

Kopftücher, Bücher, Postkarten und liebe Grüße haben mich erfreut. Am meisten habe ich mich über liebevoll verfasste Briefe gefreut. Keine elektronischen, schnell hingeschriebenen Nachrichten, sondern echte Post. Einen Brief kann man zur Hand nehmen, immer wieder lesen, auf die Anrichte legen und sich daran erfreuen. Ein handgeschriebener Brief sagt mehr als das, was darin geschrieben steht. Jemand hat an mich gedacht, hat sich Zeit genommen, um liebevolle Worte zu formulieren, um von sich zu erzählen, um mir Mut zuzusprechen, um mir zu sagen: „Du bist es mir wert."

Der Schreiber hat sich die Zeit genommen und den Brief zur Post gebracht. Alles nur für mich. Um mir eine Freude zu machen. Ich habe eine kleine Sammlung. Jeder einzelne Brief tat meiner verwundeten Seele gut. Ich freue mich noch heute darüber. Ich hole mir die Briefe aus der kleinen bunten Schachtel und lese darin.

Gedankenlose Sprüche haben mich verwirrt: „Ich kenne mich aus mit deiner Krankheit, ich hatte das Gleiche."

„Eierstockkrebs???"

„Nein, Prostatakrebs."

„Mit meiner Prostata ist alles in bester Ordnung. Ist nicht vorhanden, wird sie auch nie sein. Und das ist gut so."

Unpassend fand ich auch: „Was hast du denn gemacht? Das wäre nichts für mich."

„Für mich auch nicht, aber ich habe gerade kein anderes Hobby. Ich krebse jetzt mal rum."

Am schlimmsten: „Ich kannte eine Frau, die hatte das Gleiche wie du, aber die ist schon gestorben." Da bin selbst ich sprachlos.

Und dann diese WhatsApp-Nachricht: „Ich habe gehört, dass du krank bist. Wenn du wieder gesund bist, meldest du dich, dann machen wir einen drauf!" Was soll das denn? Wenn ich krank bin, bin ich uncool, nicht herzeigbar, oder was? Ich dachte, wir wären Freunde? Kein „Gute Besserung", kein „Ich denke an dich", keine Aufheiterung, nur dieses „Wenn du wieder gesund bist…"? Bin ich nur zum Partyfeiern zu gebrauchen? Wenn das nicht geht, nimmt man dann Abstand? Ich feiere gerade meine ganz persönliche Chemo-Medikamenten-Morphium-Party.

Solche Freunde brauch ich nicht. Mann, war ich beleidigt! Heute weiß ich, auch aus diesen Worten spricht die Unsicherheit und Hilflosigkeit des Absenders.

Liebevoll und witzig dagegen die Nachricht: „Wir denken ganz fest an dich. Mädel, halte durch! Du schaffst das! Wir glauben an dich! Nächstes Jahr um diese Zeit wollen wir mit dir feiern. Dann trinken wir für jeden Scheißtag, durch den du jetzt gehen musst, einen Cocktail."

„Oh nein, ich kämpfe mich nicht da durch, um dann an einer Alkoholvergiftung zu sterben. Einer wird gehen. Oder ihr trinkt, und ich habe viel zu lachen."

„Was brauchst du? Was möchtest du? Was würde dir guttun? Womit kann ich dich oder deine Familie unterstützen?" Da sein, Interesse zeigen und zuhören, gemeinsam lachen und weinen. Tränen und Schmerz ertragen. Einfach beieinander sitzen und schweigen. Zeit schenken und aufmerksam zuhören. Das hilft. Das tut gut.

Einen besonderen Tag genoss ich in München. Ich durfte an einem Fotoshooting bei dem Verein „Nana – Recover your smile e.V." teilnehmen. Lebensfreude schenken für Krebspatienten. Professionelle Fotografen, Visagisten, die Vereinsgründerin und weitere liebenswerte Menschen opfern ihre Freizeit, um schöne

Fotos und Erinnerungen zu schaffen. In liebevoller Atmosphäre entstehen zauberhafte, besondere Bilder. Einen Nach-mittag lang die Krankheit vergessen. Einen ganzen Nachmittag lang verwöhnt werden. Die eigene Schönheit neu entdecken, sich selbst wiederfinden und anschließend mit einem Schatz in der Tasche nach Hause fahren. Ich kann mich gar nicht sattsehen an den vielen schönen Bildern. Welch ein wunderbares Vermächtnis der jungen Nana Stäcker. Eine junge Krebspatientin, welche die Gründung des Vereins leider nicht mehr erleben durfte. Ihre Eltern und Freunde nahmen sich nach ihrem Tod ihrer Idee an. Nana's Idee lebt weiter. Ich lernte sie niemals persönlich kennen, und doch bin ich in Gedanken oft bei ihr. Tanz im Himmel und sei glücklich, wo immer du auch bist.

Man soll die Feste feiern, wie sie fallen ...

Kind Nummer eins hat Geburtstag, es ist schon Februar, alle Operationen sind überstanden und die erste Chemo nach der großen Operation ist schon drin in mir. Auch wenn Mama schwächelt, wollen wir dies gebührend feiern. Traditionell gehen wir in ein Restaurant. Sie darf sich aussuchen, wohin es gehen soll und entscheidet sich für einen schönen Italiener in unserer Nähe.

Tagsüber gönne ich mir viel Ruhe, um am Abend fit zu sein für diesen ersten Ausflug zurück ins echte Leben. Bei der Abfahrt entsteht folgender Dialog: „So Oma!" (damit meint sie mich) „Alles an Bord? Bist du abfahrbereit? Hast du deine Wickeltasche?"

Die Stomaversorgung muss mit! „Gepackt!"

„Hörgerät?"

„Brauch ich nicht!"

„Gehhilfen?"

„An Bord."

„Antikotz-Tabletten?"

„Schon drin in mir!"

„Spuckbeutel?"

„In der Wickeltasche."

„Brille?"

„Auf der Nase!"

„Kopftuch?"

„Sag mal, wer von uns beiden braucht eigentlich die Sehhilfe???"

Abfahrt. Mein Essen schmeckt nach Seife, alle probieren und sind anderer Meinung. „Mama, dein Essen ist superlecker!" Schon an den vergangenen Tagen hatte ich oft diesen seltsamen seifigen Geschmack, jetzt fällt es mir wie Schuppen von den Augen: die Chemotherapie! Sie verändert auch den Geschmackssinn. Das hat mir der Doc erklärt. Schokoladengeschmack wäre mir lieber, dieser eklige Schmierseifengeschmack ist nicht gerade meine erste Wahl. Was soll's. Ein so schöner, fröhlicher Abend, da nehme ich das in Kauf.

„Du bist doch krank, musst du nicht ins Bett?" Nein, nicht alle kranken Menschen verbringen ihre Tage im Bett. Ich kann laufen, lachen, mich bewegen. Ich krieg meinen Haushalt hin und kann arbeiten. Schwerkrank zu sein bedeutet nicht zwangsläufig, ans Bett gefesselt zu sein.

„Tief Luft holen, es ist nur ein blöder Tag, kein blödes Leben."

Nachuntersuchungen sind ziemlich aufregend. Tage vorher zwickt es an Stellen, an denen gar nichts sein kann. Für meine Umwelt bin ich keine Freude. Nervös, ängstlich, unkonzentriert und aufgedreht wie der berühmte Duracell-Hase mach ich meine Mitmenschen verrückt.

Ich sitze beim Herrn Doktor, die erste Nachsorge ist geschafft. Herr Doktor ist sehr zufrieden mit mir und meinem Bauch, da fällt mir etwas ein: „Sollte da nicht noch eine Mammographie gemacht werden?" Herr Doktor wird sofort aktiv: Er sucht in seinen Unterlagen, wundert sich, stellt fest, dass es vergessen wurde – und schon habe ich einen Termin. Direkt vor dem Termin der zweiten Nachsorgeuntersuchung. Praktisch, da kann ich direkt im Anschluss Herrn Doktor besuchen und mit ihm die Fotos meiner Brust besprechen. Nur einmal bibbern, kein tagelanges Warten auf Ergebnisse. So menschlich und unkompliziert ist mein Herr Doktor.

Der Tag der Wahrheit ist da. Nette Damen empfangen mich, Fräulein Mammographie erscheint. Die Angst sitzt mit im Raum. Ich schwitze. Bei der Operation hat mir Herr Operateur ganz sicher einen Durchlauferhitzer eingebaut. Leider hat er den Schalter vergessen. Anders kann ich mir dies nicht erklären. Hitzewallungen im Klimakterium nennt der Fachmann das, meine Oma sprach von Altweiberhitze. Das ist das Gleiche. Der Durchlauferhitzer in mir drin läuft auf Hochtouren. „Hoffentlich überhitzt da nichts", denke ich noch. Rein in den Röntgenraum und schon geht die Quetscherei los. Gerade links, schräg links, gerade rechts, schräg rechts. „Sie haben eine kleine Brust."

„Ja, das habe ich auch schon gemerkt." Den Rest denk ich mir, schließlich will ich mich hier nicht unbeliebt machen.

Alles gequetscht, Fotos im Kasten, jetzt nur noch auf den Facharzt für Brüste warten. Er wird die Fotos begutachten und mir anschließend das Ergebnis mitteilen.

Ich warte und schwitze und warte und schwitze ... Zwanzig Minuten später erscheint Fräulein Mammographie: „Es ist viel zu wenig drauf auf den Bildern, wir machen das nochmal." Meine Brust ist in diesen zwanzig Minuten nicht gewachsen, mehr habe ich nicht zu bieten. Nochmal das Procedere. Vorsichtig frage ich nach, ob der Herr Facharzt nicht doch mal die Originale bewundern möchte. Da ist einfach nicht mehr und da wird auch nicht mehr drauf sein auf den neuen Bildern. – Nein, will er nicht.

Erneutes Warten auf Herrn Facharzt, die Angst frisst weiter in meinen Kopf. Zwanzig endlos lange Minuten. Endlich, der Herr Facharzt erscheint, begrüßt mich freundlich, stellt fest, dass ich eine kleine Brust habe (grrrrrr). Er spricht viele nette Worte. Mir ist gerade nicht nach Smalltalk. Ich überlege, ob ich mildernde

Umstände bekomme, wenn ich ihm was tu. Ich bedauere sehr, dass eine Waffe nicht zu meiner Handtaschen-Grundausstattung gehört. Wenn der jetzt nicht auf den Punkt kommt, stirbt er den Heldentod. „Was ist?", bricht es aus mir heraus. Und endlich sagt er die zwei Worte der Erlösung: „Alles gut."

Herr Doktor, mein Gynäkologe, hat sich über die vielen Bilder gewundert, aber die Einschätzung des Röntgenarztes bestätigt. Ich bin ganz sicher, ich habe die weltschönste Brust, so fotogen. „In zwei Jahren komme ich wieder, da will ich dann das genau gleiche Ergebnis hören." Ich habe das gleich kundgetan, hoffentlich hält sich der Facharzt für Brüste daran.

Das Ergebnis der Nachsorgeuntersuchung Nummer zwei ist perfekt. Ich möchte es hinausschreien, tanzen, lachen: „Ich bin krebsfrei!!!" Und was tu ich? Sobald die Tür der Arztpraxis hinter mir zufällt, fange ich an zu weinen. Tränen der Freude und Erleichterung. Die Angst und Unsicherheit der letzten Tage bricht aus mir heraus.

Inzwischen kenne ich das Programm der Nachsorgeuntersuchung ausführlich. Alle drei Monate das fast gleiche Procedere. Ich weiß genau, was kommt: Der Herr Doktor stochert im Untergestell, als ob es nichts Schöneres gäbe. Alle Körperöffnungen werden auf das Gründlichste untersucht. Das ist wichtig, aber angenehm geht anders. Ich denk mich weg.

Das Gedärm will das nicht, die Schleimhäute melden sich schmerzhaft zu Wort, aber was muss, das muss.

Wenn das überstanden ist, dann macht der Ultraschall fast Spaß. „Sie haben wunderschöne Nieren." Nur schade, dass die keiner sieht. Ich könnte mir ja ein Schild umhängen: „Der ganze Kerl eher schlappi, aber die Nieren…" Keine gute Idee, ich lasse das.

Alles wird ausführlich besprochen. Untergestell tipptopp, Blase, Nieren und Gedärm – alles ist in gutem Zustand und in bester Ordnung. Die Ultraschallbilder geben keinen Anlass zur Sorge. So schnell entkomme ich hier trotzdem nicht: Portkatheder spülen steht jedes halbe Jahr auf dem Programm. Ich möchte das Ding entfernen lassen, aber Herr Doktor lässt nicht mit sich reden. Das Ding bleibt drin, wer weiß schon, was der Herr Krebs noch mit mir vorhat. Wenn der Depp wiederkommt, dann werde ich den Port brauchen. Da der Einbau des Portkatheders Angstspuren in meinem Kopf hinterlassen hat, habe ich viel zu viel Schiss. Sozusagen ein Portkatheder-Einbau-Trauma. Vielleicht diskutiere ich deshalb auch nur halbherzig.

Normalerweise sollte dieser Schlauch, durch den die Infusionen in mich hineinlaufen, in eine Zentralvene und dann direkt bis zum Herzen gehen. Das erspart einem die lästige Infusionsstecherei an den Armen. Irgendwo bog der Schlauch in meinen Adern während der Montage aber falsch ab, und schon war er im Kopf. Unangenehm ist stark untertrieben, der Weinkrampf war da. Der Doktor hat beim Einbau nicht aufgepasst, dass mir nichts passiert. Das Ding musste wieder raus, neuer Versuch. „Sie müssen still liegen!", ermahnte Herr Chirurg. Es dauerte, bis ich die Heulerei in den Griff bekam, da musste Herr Anästhesist nochmal an der Betäubung arbeiten. Herr Chirurg war genervt, er drückte und schob. Ganz offensichtlich war das eine ziemlich anstrengende Angelegenheit. Mein Kopf dachte noch: „Bestimmt zaubert er gleich noch den großen Schraubenschlüssel aus dem Ärmel, so wie der sich abmüht." Er zauberte nicht, aber Nadel und Faden waren nötig. Was aufgeschnitten ist, will wieder zugenäht werden. Im Anschluss noch ein Röntgenbild zur Kontrolle.

Darauf konnte man deutlich sehen, dass der Port nun gut sitzt. Die Wunde wurde ordentlich verbunden, eine Narbe wird mir bleiben. Sie sieht aus wie ein kleiner Reißverschluss und befindet sich direkt über meiner linken Brust. Darauf kommt es nun wirklich nicht an. Als der Doktor mit mir fertig war, war ich es auch. Müde und schlapp hing ich auf dem Beifahrersitz, Tochter Nummer zwei war mein Chauffeur. Mitleidsvoll blickte ich sie an. Es gibt Erfahrungen, die möchte man seinen Kindern lieber ersparen. Still litt sie vor sich hin, ich war ihr keine Hilfe, obwohl ich mich anstrengte, tapfer mein Leiden zu verbergen. Still und leise liefen die Tränen bei uns beiden.

Operationstisch heißt das Teil, auf dem ich lag, Schlachtbank würde besser passen. Der Portkatheder ist und bleibt nun in mir drin. Herr Chirurg hat mir freundlicherweise gleich mitgeteilt, dass der Port mich bis zum Ende meines Lebens begleiten wird. Mein

„Mitbewohner" und künftiger Dauergast in meinem Körper bekommt keinen Namen. Ich kenne viele Krebspatienten, die sich dafür einen Namen ausdenken. Mir gefällt das nicht. Ich will ihn nicht, ich finde ihn kein bisschen sympathisch.

„Dass wir falsch abbiegen und der Schlauch im Kopf ankommt, passiert nur bei einem von durchschnittlich 500 Patienten", erklärte mir Herr Chirurg später. Für mich ist das kein Trost, aber immerhin werden jetzt 499 davon verschont bleiben. Das ist vermutlich tatsächlich der Fall, denn alle Portträger, welche ich kennengelernt habe, fanden die Angelegenheit zwar unangenehm, aber keineswegs schlimm oder traumatisch. Die Wunde ist gut verheilt. Der Port leistet gute Arbeit.

Zum jetzigen Zeitpunkt geht es mir gut, keine Krebszellen oder Metastasen sind in meinem Körper. Ich bin voller Hoffnung und Zuversicht, dass das so bleibt. Ich wünsche mir, ganz heimlich, dass der Port nicht funktioniert, dann müsste er raus. Er funktioniert zuverlässig wie ein Uhrwerk. Mein Portkatheder ist ein unkomplizierter Wegbegleiter. So unsympathisch ist er gar nicht, immerhin leistet er mir treue Dienste. Ich arrangiere mich und tröste mich mit dem Gedanken, dass man genau jenes Teil, welches man ewig nicht benutzt hat, dann wieder braucht, wenn es weggeworfen ist. Jeder kennt das: Küchengeräte, Möbelstücke, Kleider, Bücher – egal was. Man hat es eine gefühlte Ewigkeit im Schrank oder Keller, stellt fest, dass man es jahrelang nicht benutzt, gelesen oder gebraucht hat. Kaum ist es weggeworfen, die Müllabfuhr ist gerade weg, schon bereut man die Entsorgung. Ich will den Port nicht mehr nutzen müssen, hieße es doch, dass Herr Krebs wieder wütet. Hässlich ist der Port, gut sichtbar über der linken Brust implantiert, mit drei deutlich sichtbaren Stacheln, der BH-Träger reibt und kratzt. „Viel zu wenig Fettgewebe obenrum, darum sieht man den Port auch so deutlich", das hat mir der Chirurg nach der Operation erklärt. Zunehmen ist auch nicht die Lösung. Zum einen ist das gar nicht so leicht, wollen will ich das auch nicht. Zum anderen ist mein Fettgewebe wenig kooperativ, es wächst nicht dort, wo ich es haben will. Das wuchert dann unkontrolliert an ganz anderen Stellen, vorzugsweise am Bauch und an den Oberschenkeln. Da fühlt es sich wohl.

Der Port muss gehegt und gepflegt werden. Die Leitung muss durchgängig sein. Ein Blutgerinnsel könnte mir gefährlich werden. Wer weiß schon, an welcher Stelle sich das Gerinnsel nach einer Rundfahrt durch meine Blutgefäße niederlassen würde. Da mag ich gar nicht an die Verwüstungen denken, welche es in meinem Körper anrichten könnte. Schlaganfall, Herzinfarkt, Thrombose, Lungenembolie. Die Liste ist lang. Herr Doktor passt gut auf, dass das nicht vergessen wird. Ich auch. Herr Doktor spült das Ding mit Kochsalzlösung, es funktioniert einwandfrei, das beruhigt.

Der Port darf bleiben. Er hat mir gute Dienste geleistet. Alle Chemo-Infusionen, viele weitere Medikamente und auch hochkalorische Ernährung liefen durch ihn in meinen Körper.

Ich habe immer gut aufgepasst. Nicht jede Krankenschwester oder Arzthelferin darf die Nadel setzen. Dazu braucht es eine spezielle Fortbildung. Gute Desinfektion ist überlebenswichtig. Keime dürfen nicht in die Blutbahn gelangen. Viele Ärzte sind unsicher und setzen Infusionsnadeln lieber direkt in die Armvene.

Mein Herr Doktor ist da sehr gelassen, er hat viel Übung. Ich bitte nicht mehr regelmäßig um die Entfernung von meinem Port. Ich habe es verstanden, da gibt es keine Diskussionen mehr.

Herr Doktor hat Wichtigeres zu tun: Da er schon in der oberen Etage tätig ist, diese eh gerade freigelegt ist, untersucht er gleich noch die Brüste. Während er sie auf das Genaueste nach unerwünschten Verhärtungen abtastet, versucht er mich zu beruhigen: „Da wird alles in Ordnung sein, denn wenn da was gewesen wäre, hätte die Chemotherapie das beseitigt."

Was so ein Cocktail alles kann! Welch eine Freude, beide sind in perfektem Zustand, keine Auffälligkeiten, keine Knoten. Anschließend noch den anfangs ausgefüllten Fragebogen besprechen – und fertig.

Gedanklich bin ich schon auf der Heimfahrt, da höre ich Herrn Doktor: „Einen Moment noch." Wusste ich es doch, so leicht komme ich hier nicht raus, irgendeine Überraschung hat er fast immer für mich. Einmal ist

es die Knochendichtemessung, einmal die Mammographie, ein andermal überrascht er mich mit einem
Blasen- und Darmkrebstest.

Er macht das wirklich gut, unaufgeregt erklärt er mir
alles, das ganz normale Standartprogramm, auch dass
er sich keine Sorgen macht. Aber das Kino im Kopf!
Der Horrorfilm läuft und läuft und läuft. Was man
sich alles ausdenken kann! Dr. Google wird zuhause
sofort befragt, klüger bin ich danach natürlich nie.
Dr. Google kennt meinen Bauch nicht, hat aber alle
möglichen Horrorszenarien für mich auf Lager. Warum tu ich mir das an? Ganz tief in mir drin hoffe ich
auf den einen erlösenden Satz: „Alles ist gut. Der
Krebs bleibt für immer weg." Das sagt Dr. Google
natürlich nicht, egal wie oft und intensiv ich ihn befrage.

„Nie wieder werde ich Dr. Google befragen! Auf jeden Fall nicht mehr so oft! Oder vielleicht doch? Nur
kurz mal lesen." Oh, du schreckliches, grausames, hilf-
reiches, Angst machendes, aufregendes, wissendes,
nichtssagendes World Wide Web. Eine Hassliebe ver-
bindet uns. Der gute Vorsatz sitzt neben mir und
weint.

Um das Ding mit dem Blasenkrebstest brauche ich
mich nicht zu kümmern, Pipi habe ich schon abgege-
ben. Das will Herr Doktor jedes Mal.

Den Test für das Gedärm krieg ich mit. Der Postmann
darf es dann abliefern. Ob der weiß, was er da so mit
sich herumträgt? Eine Woche schwitze ich, Albträume

und Angst begleiten mich. Dann erreicht mich der Brief mit den Ergebnissen. Alle Testergebnisse einwandfrei.

Wenn der Herr Doktor einen Brief schreibt, dann ist alles gut. Wäre Besorgnis angebracht, würde er mich anrufen. Vermutlich hat er mir das auch erklärt, das Chemohirn lässt grüßen.

Der Mensch lernt durch Erfahrung. Nach der ersten Nachsorge kommt Post vom Doc, der Brief macht mich nervös. Was so ein kleiner unscheinbarer Brief alles anrichten kann. Mehrere Tage trage ich den Brief mit mir herum, erst dann finde ich den Mut, ihn zu öffnen. Schlaflose Nächte und unruhige Tage – das muss ein Ende haben. Die Angst vor schlechten Nachrichten ist groß. So finde ich keine Ruhe, der Brief wird geöffnet. Früh am Morgen, nach einer langen, durchwachten Nacht. Die Tage und Nächte, angstvoll und nervös, hätte ich mir ersparen können: Alles ist in Ordnung.

Nach jeder Untersuchung nehme ich mir ganz fest vor: „Vor dem nächsten Check mach ich mich nicht mehr so verrückt, das nehme ich dann ganz gelassen und steige ganz sicher nicht mehr ins Gedanken-Albtraum-Angst-Karussell ein." Schneller als gedacht steht der nächste Termin an und ich bin wieder mittendrin im Karussell. Gute Vorsätze kann man auch über den Haufen werfen. In diesem Fall habe ich ausreichend Übung, alle drei Monate gelingt mir das.

Zehnmal war alles gut. Zehnmal zwölf Wochen tu-
morfrei! Zehnmal mal zwölf Wochen geschenkte Zeit.
Auf dem Nachhauseweg versende ich freudestrahlend
meine Lieblings-WhatsApp-Nachricht:
„Hallo meine Lieben,
ich freu mich megaaaaaa!
Im Untergestell ist alles in bester Ordnung. Gedärm,
Blase und alles andere ist tippi-toppi.
Ich habe die weltschönsten, gesunden Brüstle.
Herr Doktor ist sehr zufrieden mit mir.
Er findet mich so toll, dass er mich schon in 12 Wo-
chen wiedersehen will.
Glückliche Grüßle an euch alle."

Der Abstand zwischen den Untersuchungsterminen ist
länger geworden. Erst in sechs Monaten trete ich wieder an.

„Wenn das Leben dir Zitronen gibt, mach Limonade daraus."

Chemotherapie ist für mich untrennbar mit Neuropathie (eine Erkrankung des peripheren Nervensystems) verbunden. Es nervt, verursacht Schmerzen und Kummer. Hände und Füße wollen nicht, wie sie sollen. Mich macht das oft zornig, wütend und trotzig. Kleingeld zu zählen, schön zu schreiben oder hübsche Geschenkverpackungen zu gestalten sind eine echte Herausforderung.

Ich stampfe vor lauter Wut mit dem Fuß auf. Das macht man nicht, das habe ich auch gelernt. Kleine Sünden bestraft der liebe Gott sofort. Ich habe lange was davon. Es tut gut, wenn der Schmerz nachlässt. Wenn der Fuß aber zwei lange Tage schmerzt, macht man das nicht mehr. Da kommt mir der Spruch „Learning by doing!" in den Sinn. Ich habe gelernt!

Heiß sind die Füße immer, viel zu heiß. Oberkörper bis übers Doppelkinn zugedeckt und unten die große Freiheit für die Füße. So gehe ich ins Bett. Frauen mit kalten Füßen sind neidisch. „Ach, hast du es gut! Kalte Füße sind so unangenehm. Das kannst du dir gar nicht vorstellen." Ich bin nicht sicher, ob die das wirklich wollen. Heiß ist auch unangenehm. Verbunden mit diesem permanenten Druckgefühl und den regelmäßig wiederkehrenden Schmerzen ist das sogar sehr unangenehm. Ich würde tauschen, bitte sofort. Hier und jetzt und auf der Stelle.

Wenn ich im Halbschlaf vor mich hindämmere, dann denke ich: „Du musst die Schuhe ausziehen." Habe ich aber schon, mit Schuhen gehe auch ich nicht ins Bett. Es fühlt sich nur so an.

Während des Tages gehören Schuhe zur Grundausstattung, das haben meine Füße noch nicht verstanden. Schöne Schuhe wollen sie nicht, an Pumps ist nicht zu denken, die praktischen Treter passen nicht zum Kleidchen, die schicken Pantoffeln sind praktisch, wenn ich da nur nicht dauernd stolpern würde. Man soll die Dinge aus verschiedenen Perspektiven betrachten, aber ist das wirklich SO gemeint? Ich liege da und betrachte die Fliesen. Das könnte ich auch von oben, so interessant sind die nicht. Nachdem der Fußboden ausgiebig bewundert ist, braucht es Hilfe, um wieder auf die Beine zu kommen. Und dann habe ich noch eine Woche lang Zeit, um die blauen Flecken zu bestaunen.

Die Schuhe im Schrank sind geschrumpft. Größere müssen her. Die Neuen haben ein Eigenleben: Im Schuhgeschäft passen sie und nach drei Stunden an den Füßen wollen die da wieder weg. Ich kenne mich inzwischen gut aus mit Blasen und Druckstellenbehandlung.

Der Bauch will keine Hosen, Gürtel schon gar nicht. Mein Outfit ist sehr individuell. Manchmal mach ich dem Kasperle Konkurrenz, das hilft aber nichts. Der Bauch fordert auch sein Recht und der Kängurubeutel sowieso. Ein wenig eitel bin ich schon, ich gebe es ungern zu. Wie schön, dass der Sommer immer wieder kommt, Sandalen passen immer, sind nur im Winter unpraktisch – und bei Regen.

„Brillen vertragen keine Chemotherapie."

In meinen Büchern, Zeitungen und auch in der täglichen Post sind die Buchstaben geschrumpft. Oder warum kann ich es nicht mehr gut lesen? Größer wird das nicht, eine Brille muss her. Schick, modern, mit edlen Kunststoffgläsern und sehr teuer. Argumente finden sich: „Ich trage sie jeden Tag. Gut aussehen will ich auch. Gut für die Augen. Hattest eine harte Zeit, gönn dir ruhig mal was…" Gekauft.

Nach einem halben Jahr sind die Buchstaben trotz der Brille wieder zu klein. Ich bin überzeugt: Die Brille ist schlechter geworden. „Das kommt bestimmt davon, dass ich so viel hindurchgucke." Auf zum Optiker meines Vertrauens. Er hat dazu seine eigene Meinung. Schonungslos teilt er mir mit, dass die Brille in bestem Zustand ist, es sind die Augen, welche nicht mehr zur Brille passen. Neue Gläser müssen her. Zum Luxusgestell braucht es die edlen Gläser. Da muss ich Überstunden machen. Mach ich. Die neuen Gläser erleichtern die Arbeit ungemein. Ich verstehe ja, dass auch der Optiker überleben muss, aber nach einem Jahr bin ich wieder so weit. Die Chemotherapie hat meine Augen kaputtgeschossen, die grauen Ringe darunter hat sie leider nicht weggezaubert.

„Ich rede einfach weiter, bis mir etwas einfällt."

„Herr Doktor, ich habe ein Chemohirn." Ich habe Angst um meinen Kopf. „Das kann schon sein, Chemobrain ist der medizinische Fachbegriff."
„Echt jetzt? Das wusste ich noch nicht. Mal was Neues." Ich bin entsetzt.
Da bin ich zur Chemotherapie marschiert, wurde auch gründlich aufgeklärt, habe alles unterschrieben, aber nicht über Nach- oder Nebenwirkungen nachgedacht. Es ging ja ums Überleben, da war mir das egal. War auch kein Platz dafür in meinem Kopf. Wer macht sich schon Sorgen um absterbende Gehirnzellen im Köpfle, während die Möglichkeit zu sterben gerade so präsent ist? Wer gestorben ist, der braucht auch das Hirn nicht mehr.
Die Chemotherapie hat gute Arbeit geleistet. Krebs weg, Hirn auch: Der Satzanfang sprudelt raus aus mir, aber wo ist nur das Ende des Satzes? Wo sind denn die Worte geblieben? Kopfrechnen – Fehlanzeige! Konzentration – keine Chance. Matsch im Kopf, wie vergesslich kann man sein?
Ich merke das. Offensichtlich bin ich noch nicht ganz gaga, nur ein bisschen. Meine Umwelt schwankt zwischen Belustigung und genervt sein. Zig doppelt und dreifach gestellte Fragen. Wichtiges muss aufgeschrieben werden. Wo ist dann bloß der Zettel? Ich lese, mache Kreuzworträtsel, Sudoku und langsam wird es besser. Unendlich viele geschriebene, verlorene, wie-

dergefundene und nicht mehr auffindbare Zettelchen später klappt es wieder. Das Gehirn funktioniert meistens fast wie früher. Stift und Block sind fester Bestandteil der Handtasche, das beruhigt.

Fast wie früher heißt aber noch lange nicht, dass dieses Matsch-im-Kopf-Gefühl nicht regelmäßig wiederkommt, vorzugsweise vor der nächsten Nachsorgeuntersuchung oder in schwierigen und anstrengenden Zeiten. Es zwingt mich zur Pause, ich brauche dann dringend ein paar Glücksmomente, ein bisschen Zeit für mich, dann krieg ich das in den Griff.

Aber auch drei Jahre später wabern immer wieder diese grauen Matschgehirnwolken durch meinen Kopf. Stress und Zeitdruck kann ich nur schwer aushalten. Dann fließen die Tränen. Ich bin längst nicht mehr so belastbar wie früher.

Eine neue Studie besagt, Chemobrain gibt es gar nicht. Es gibt Krebspatienten, die leiden schon darunter, obwohl sie mit der Therapie noch nicht angefangen haben. Die Angst, die Ungewissheit und der ganze Stress, den die Erkrankung auslöst, sind schuld an der Vergesslichkeit. Für mich ist das durchaus nachvollziehbar. Der Krebs raubt einem nicht nur die Gesundheit, er stellt das ganze Leben auf den Kopf. Kleinigkeiten sind dann nicht mehr wichtig, die vergisst man einfach.

Ratgeber, Entscheidungen und andere Komplikationen

Schon vor der Erkrankung war klar, dass ich ein anderes Auto brauchen werde. Während der kritischen Phase war nicht ganz klar, ob ich überhaupt noch eines brauche, jetzt brauch ich eines. So ein Glück. Mein alter Van hat mich zehn Jahre lang von A nach B gebracht, nicht ein einziges Mal hat er mich im Stich gelassen. Ich würde ihn sehr gerne behalten. Einmal mehr ist jemand anderer Meinung, diesmal ist es der Herr vom TÜV. Wenn das Fahrzeug mal zwanzig Jahre auf dem Buckel hat, hat es seinen Dienst getan. Ich weiß das, trenne mich aber trotzdem ungern, ich mochte mein Auto. Ich bin eher die „quadratisch, praktisch, gut"-Tante und steh gar nicht auf schicke Wagen oder andere Prestigeobjekte. Was ich brauche, das habe ich. Was ich habe, das weiß ich. Ich muss und will das nicht zeigen. Lieber alt und bezahlt, als protzig und finanziert. Das Auto muss weg, unabhängig davon, ob ich das will oder nicht. Meine Ansprüche sind überschaubar, ich bin überzeugt, dass ich schnell das richtige Fahrzeug finden werde: Es muss taugen für den Kuchentransport. Dafür wäre ein kleiner Kastenwagen perfekt. Zwei Sitze reichen, da ich größtenteils alleine unterwegs bin. Ich wünsche mir so wenig Elektronik wie möglich, denn was nicht da ist, geht auch nicht kaputt. Viel Technik und Knöpfe irritieren mich. Ein festes Dach über dem Kopf steht auf der Wunschliste, und im Winter muss die Heizung gut funktionieren. Mein Budget ist nicht sehr hoch, aber ich bin sicher, dass ich das passende Fahrzeug finden werde. Irgendwo in meiner Umgebung wird es schon auf mich warten.

Blauäugig marschiere ich ins Autohaus, frage mal nach Gebrauchtwagen, ernte fröhliches Grinsen und die Mitteilung, dass innerhalb meiner Preisvorstellung leider keine Fahrzeuge verfügbar sind, ganz bestimmt auch nie sein werden, aber selbstverständlich könne man gerne ein Finanzierungsangebot erstellen. Dreimal die gleiche Auskunft, dann hab sogar ich es verstanden. Es bleibt mir nichts anderes übrig, als Dr. Google zu befragen. Der kennt sich nicht nur mit Eierstockkrebs und lipämischem Blut aus, der hat auch seitenweise Autos und Zubehör. Ich bin entspannt, drei Monate TÜV hat das Fahrzeug noch, es ist genügend Zeit. Autokauf ist anscheinend der Männer liebste Beschäftigung. Ich hätte es einfach nur für mich behalten sollen.

Unsere Freunde sind toll! Täglich bekomme ich Links und Hinweise, wo welches Auto zu welchem Preis zu finden ist. Sie meinen es gut, wollen mich unterstützen. Soviel Hilfsbereitschaft! Prompt bin ich überfordert. Ich lese mich ein: Versicherungsprämie, Steuer, Benzinverbrauch. Die Folgekosten wollen bedacht sein. Zu teuer fällt gleich raus, unpraktisch wird aussortiert, zu weit weg ebenfalls. Vor lauter Nachrichten und Vorschläge durchsehen, suche ich schon gar nicht mehr selbst. Ich überdenke zum gefühlten hundertsten Mal, was mir wichtig ist. An jedem Fahrzeug finde ich etwas, was mir nicht gefällt, getraue mich aber schon nicht mehr, das auch mitzuteilen. Natürlich weiß ich theoretisch, dass dies Unsinn ist, es fällt mir nur sehr schwer. Es ist wirklich an der Zeit für mich zu lernen, meine Wünsche mitzuteilen. Ohne dieses ewige schlechte Gewissen. Ohne dieses dauernde „ich möchte niemanden kränken" und vor allem ohne darüber nachzudenken, ob mein Gegenüber mich dann noch mag. Inzwischen haben wir viele unterschiedliche Fahrzeuge begutachtet, alles ist irgendwie gut, aber irgendwie auch nicht. So viel verschwendete Lebenszeit! Der Mann ist genervt, ich auch. Eine Entscheidung muss her. Nun google ich doch einmal selbst. Und siehe da, ein kleiner roter Kastenwagen wartet auf mich. Gleich ums Eck, da kann ich nach Feierabend mal vorbeigehen. Gesehen, verliebt, zur Probe gefahren, gekauft. Vor lauter Begeisterung und genervt sein, habe ich nicht sehr gut aufgepasst. Ich fand ihn praktisch und gemütlich und war gleich ganz verliebt. Es ist aber auch eine schöne Farbe. Das fehlende Radio ist echt kein Problem. Ohne Radio erspare ich mir viele schlechte Nachrichten, ändern kann ich sie sowieso nicht. Was ich nicht weiß, beschäftigt mich auch nicht.

Blöd ist nur, dass es Kastenwägen gibt, welche keine Scheiben am Heck haben. Mein Auto ist hintenraus blickdicht. Das habe ich unterschätzt. Wenig Extras bedeutet auch, dass es keine Rückfahrkamera gibt. Übungsgelände ist am Sonntagmorgen der Supermarktparkplatz. Inzwischen kann ich sogar rückwärts in einen Parkplatz einparken, der nicht die Ausmaße wie für einen LKW hat. Ich liebe meinen kleinen roten Flitzer. Nun überlege ich noch, ob er Wimpernaufkleber bekommt, viele kleine Marienkäfer oder eine goldene Krone auf die Rückseite. Albern kann ich auch, ich habe mich nur noch nicht entschieden. Vielleicht bleibt er einfach, wie er ist.

Ich hatte viel Glück, war sehr sparsam, der Preis war so niedrig, um vom Rest des Budgets ein Fahrrad zu erwerben. Mit tiefem Einstieg, nicht dass ich schon beim Aufsteigen umstürze. Früher konnte ich das gut, aber mit meinen neuropathischen Füßen bin ich sehr unsicher. Gebraucht, aber in einem Top-Zustand. Eine wunderbare Abwechslung zu meinen Laufrunden. Nachdem ich so lange Zeit eine wirtschaftliche Minus-Nummer war, ist der Fahrradkauf nicht gerade vernünftig, aber es tut so gut.

„Ich muss dringend mal ans Meer."

Es ist an der Zeit, Urlaub ist nötig und möglich. Was machen wir denn? Wohin soll es gehen? Winterzeit. Mein Mann will in die Sonne, mir würde auch ein warmes Zimmer mit einer gemütlichen Couch reichen. Da könnte die Sonne dann durch das Fenster scheinen. Er wünscht es sich so sehr, da kann ich nicht widersprechen, will ich auch nicht. Zwei Jahre Albtraum, das geht nicht spurlos vorbei. Unsere Silberhochzeit ist an uns vorübergezogen, ich lag krank im Bett, erst am Abend ist uns dann eingefallen, dass es ein besonderer Tag gewesen wäre. Angst und Sorgen waren zu dieser Zeit groß, es war nicht wichtig genug. Nur ein Datum. Wir hatten uns, ich lebte noch, das war viel mehr wert als jedes Fest. Die Chancen diesen Albtraum zu überstehen, standen zu dieser Zeit schon gut. Was braucht es mehr?

Jetzt ist es an der Zeit für eine Reise. Silberhochzeitsreise und Geburtstagsreise. Sein fünfzigster Geburtstag ist ebenfalls ohne großes Gedöns vorübergegangen. Meine Kraft hat nur gereicht für eine kleine private Feier mit der Familie und unseren engsten Freunden. Außerdem ist er ein Christkind. An Heilig Abend hat kaum jemand Zeit und Lust auf große Geburtstagspartys. Er war mir ein treuer Wegbegleiter durch alle Höhen und Tiefen. Es spielt keine Rolle, für welchen Urlaub oder für welches Ziel er sich entscheidet, ich werde dabei sein. Besonders entscheidungsfreudig bin ich sowieso nicht. Bis ich alle Für und Wider überlegt habe, ist die Urlaubszeit vorbei. Schnelle, spontane Entscheidungen waren vor der Erkrankung kein Problem für mich. Mein Selbstbewusstsein ist weg. Ich wäge ab, überlege, entscheide, entscheide mich anders und dann nochmal. Die Unsicherheit gewinnt: „Entscheide du! Ich weiß nicht, was ich will."

Wir sind überzeugte Anhänger von kleinen Geschäften, das Reisebüro gehört selbstverständlich auch dazu. Ich mag nicht stundenlang Herrn Google fragen, Lebenszeit vergeuden, Hotelportale durchforsten oder selbständig Reiserouten und Hotels ausfindig machen. Nur um nach endloser Suche festzustellen, dass es am Ende nicht günstiger ist, sondern kompliziert und anstrengend. Ich kann das auch nicht. Dafür gibt es Fachleute, echte Menschen, sachverständig und kompetent. Sie verdienen damit ihren Lebensunterhalt und abgesehen davon, spart es Zeit. Meine Lebenszeit.

Wir sitzen im Reisebüro. Die Reiseverkehrskauffrau empfiehlt uns enthusiastisch ein Hotel im sonnigen Ägypten. Vier Stunden Flugzeit werde ich ertragen. Er wünscht es sich so sehr. Zwei Anliegen hätte ich noch: „Keine Hunde und bitte keine Kinder im Hotel." Ich mag Kinder und Hunde sehr gerne, aber am liebsten in ihrem natürlichen Lebensraum. Während der Mahlzeiten habe ich gerne meinen Tisch für mich und ich stehe überhaupt nicht auf Gesabbel und Sauerei beim Essen und am Buffet. Meine Kinder sind inzwischen sehr erwachsen und zu groß, um mit verschmierten

Nutella- oder Marmeladenfingern die Tischdecken der Nachbartische zu beschmieren. Auch stützen sie nicht ihr kakaoverschmiertes Kinn auf die Tischkante, nur weil die Höhe so gut passt, um dann mit vollem Müslimund, feuchter Aussprache, inklusive Müslibestandteilen, freudig zu erklären: „Meine Schweschter hat eingekackt, so richtig dolle. Und wir gehen dann zum Schtrand und dort gibt's kein Pipihaus, da pinkel ich immer ins Meer."

Ich kann mich nicht daran erinnern, dass meine beiden das jemals gemacht hätten, auch nicht, als die Körpergröße noch zur Tischkante gepasst hätte. Da ich aber im Servicebereich tätig bin, weiß ich sehr genau, was möglich ist. „Ist sie nicht zum Anbeißen süß, unsere Kleine?"

„Zuckersüß, im wahrsten Sinne des Wortes. Dekoriert mit Marmelade, Nutella und anderen Essensresten", aber das sag ich natürlich nicht. Die Wohlerzogenen fallen leider weniger auf. Natürlich gibt es sie. Wir alle kennen freundliche, fröhliche, äußerst liebenswerte kleine Sonnenscheinmenschen und Eltern, die es schaffen, einen sauberen Tisch zu hinterlassen.

Ich verzichte außerdem sehr gerne darauf, dass meine Strandliege vom Hündchen markiert wird oder ich gemeinsam mit Vierbeinern schwimmen gehe. Mal ehrlich, nasse Hunde haben einen eigenen Geruch. Das riecht sogar meine Nase, trotz Chemotherapie.

Frau Reiseverkehrskauffrau kennt das schon, wir sind nicht die ersten Kunden mit derartigen Wünschen. Das vorgeschlagene Hotel entspricht genau unseren Vorstellungen.

Gebucht, eine Woche gönnen wir uns. Im Januar geht es los.

Während der Nebensaison ist es günstig, die Wetterprognosen sind gut, uns erwarten durchschnittlich angenehme 25 Grad Celsius, ein schöner Strand, blaues Meer und viel Ruhe. Koffer gepackt, Reisepapiere in Ordnung. Es kann losgehen. Gummistrümpfe sind dran an mir (so lange sitzen), Schmerzmittel sind drin in mir (diese Strümpfe sind kaum auszuhalten). Der Flieger muss enteist werden, es schneit wie wild. Wir starten mit einer Stunde Verspätung bei Minusgraden. Das heißt für mich, eine Stunde länger sitzen. Anfangs geht das ganz gut, je weiter die Zeit fortschreitet, desto unerträglicher wird es.

Mir selbst etwas schönreden kann ich gut: „Langes Sitzen ist nicht schlimm. Das wird kein Problem. Vier Stunden gehen schnell vorbei. Das halten die Füße locker aus." Im Reisebüro war ich davon wirklich überzeugt. Im Flieger holt mich die Realität ein. Ich wandere durch den Gang im Flugzeug, Neuropathie und Gummistrümpfe vertragen sich nicht, es schmerzt. Die Stewardess muss was an den Augen haben. Hoffentlich heilt es wieder. Sie verdreht ihre Augen und blickt in den Flugzeughimmel, sobald ich in ihre Nähe komme. Nicht dass die Augen hängenbleiben oder der genervte Gesichtsausdruck stehenbleibt. Das sieht gar nicht gut aus. Besorgt überlege ich, ob ich sie darauf aufmerksam mache. Mein Mann untersagt mir das. Auch gut, ist ja ihr Gesicht. Flugzeuggänge sind schmal, Wanderungen sind da nicht vorgesehen. Ich habe gerade ein Schmerzproblem, da hilft auch kein Ibuprofen oder anderes Gift. Ich wandere den Gang vor und zurück. Die Strecke ist sehr überschaubar.

Es hilft alles nichts, die Strümpfe müssen runter, sonst halt ich das nicht aus. Flugzeug-Toilettenkabinen sind für Ich-zieh-mich-jetzt-mal-um-Aktionen eindeutig zu klein. Hosenbein hoch, Strümpfe runter geht aber nicht. Die schmale Jeans ist schick, aber das Hosenbein geht nicht über die strammen Waden. Die Hose muss runter, schwierig in dem kleinen Raum. Abwechselnd läuft die Toilettenspülung oder das Handwaschwasser, die Sensoren funktionieren gut. Ich entwickle eine Strategie: Hose bis zum Knöchel, Strümpfe runter-schieben, dann die Hose wieder rauf, Strümpfe aus und fertig. Wenn das mal so einfach wäre! Die Strümpfe sitzen bombenfest, meine Waden sind im Flieger gewachsen, die Füße auch, die Strümpfe leider nicht. So ein Dilemma. Endlich hängen die Strümpfe an den Knöcheln, der Weg zum Sitzplatz ist zu schaffen. Angekommen! Jetzt nur noch Schuhe runter, Strümpfe aus, wieder rein in die Schuhe – fertig! Klingt schnell und unkompliziert. Der Platz in der Mitte ist mein, das ist ungünstig, beide Sitznachbarn haben was davon. Mein Mann ist in solchen Fällen trainiert, ihn bringt das nicht aus der Ruhe, immerhin hatte er zwei Jahre Trainingslager. Er rutscht zur Seite und macht so viel Platz wie möglich. In Sekundenschnelle überblickt er die Angelegenheit. Er legt keinen Wert auf schmerzhaften Kontakt mit meinen Ellenbogen. Meine Sitznachbarin rechts von mir ist da weniger einsichtig und von Begeisterung oder Verständnis weit entfernt. Sie zeigt wenig Geduld und Verständnis für meine Turnübungen und hat leider das gleiche Augenproblem wie die Stewardess. Hoffentlich ist das nicht ansteckend. Ich erkläre freundlich, dass meine Füße schmerzen und ich mich deshalb meiner Strümpfe entledigen muss. Ich erspare ihr und mir weitere Ausführungen und auch die Aktion auf der Toilette behalte ich für mich.

Sie ist deutlich mitteilungsfreudiger und spürbar angesäuert. Vor zwei Jahren erlitt sie beim Tennis einen Bänderriss im Knie. Unvorstellbare Schmerzen musste sie erleiden. Aber sie macht hier schließlich auch kein Sportprogramm. Man muss auch mal die Zähne zusammenbeißen. Ich hülle mich in Schweigen, strafe sie mit Verachtung und beiße die Zähne zusammen. Nicht, dass ihr noch was passiert. Mein Kopf denkt: „Vor zwei Jahren, da wäre ein Bänderriss eine echte Alternative gewesen! Bänderriss beim Tennis wird mir nicht passieren, niemals. Für Ballspiele bin ich nicht geboren, schon im Schulsport war das nicht mein Ding. Viel zu langsam. Ich, nicht der Ball. Bis ich merke, dass der Ball zu mir kommt, ist er schon wieder weg. Ich brauch keinen Bänderriss, ich krebsel."

Meine Ellenbogen und Knie kommen ihr offensichtlich doch zu nahe. Blaue Flecken sehen an braungebräunten Spargelstangen am Strand schlicht und ergreifend unschön aus. Sie macht Platz, ich entledige mich meiner Strümpfe. Wir sind schon im Landeanflug. Den Heimflug treten meine Strümpfe im Koffer an. Sie liegen im Schrank und warten auf ihren Einsatz. Da können die lange warten. Mit mir nicht mehr. Die Zeit im sonnigen Ägypten war wunderschön. Wir haben viel gelacht, viel geschlafen und uns von der Sonne bescheinen lassen. Eine zauberhafte Zeit. Gutes Essen, nette Menschen, blaues Meer und ein Strand wie aus dem Bilderbuch haben uns die Sorgen vergessen lassen. Wir konnten Kraft tanken, zur Ruhe kommen. Eine Auszeit, schöner als ich es mir hätte erträumen können.

„Schreiben befreit die Seele."

„Du schreibst so distanziert. Gerade so, als ob es jemand anderem geschehen wäre." Ja, das kann sein. Alles auf diese Weise niederzuschreiben hilft mir, damit klarzukommen. Ich kann noch immer nicht glauben, dass mir das passiert ist. Krebs haben nur andere Menschen. Ich doch nicht. Für mich unvorstellbare Dinge stehen in den Laborberichten.

Ein dickes Büschel schwarzer Haare, Zähne, Zysten, Knochenteile und dann auch noch dieser verdammte Krebs inklusive der vielen Metastasen – das alles soll in meinem Bauch gewesen sein. Hundertmal habe ich es gelesen. Was da steht, wird wohl stimmen. Pathologen brauchen sich das nicht auszudenken, die haben täglich damit zu tun, da spielt es keine Rolle, ob ich das glauben will oder nicht.

Hätte ich die Möglichkeit gehabt, mal einen Blick darauf zu werfen, wäre das vielleicht anders. Das ist mir leider aber erst viel später eingefallen. Da war mein Bauchinhalt schon entsorgt. Haare in meinem Bauch? Unvorstellbar.

Es liegt jenseits meiner Vorstellungskraft, trotz der Operationen, der Chemotherapie und den damit verbundenen Schmerzen und Einschränkungen. Meine Strategie heißt verdrängen: „Was nicht sein darf, ist auch nicht." Deshalb diese Distanz. Die brauche ich. Sonst ertrage ich das nicht.

Stets versuche ich, Zusammenhänge zu erfassen und zu verstehen. Handwerklich bin ich nicht ungeschickt. Bohrmaschine bedienen, Warmwasserboiler anschließen, Wände streichen oder andere praktische Arbeiten gehen mir leicht von der Hand. Das kann ich, und es macht mir viel Freude. Wenn ich etwas geschafft habe, bin ich stolz und glücklich und kann mich über mein Werk richtig freuen. Ich bin stolze Besitzerin einer Werkzeugkiste und allerhand elektrischem Handwerkerzeug. Daher kommt meine manchmal etwas flapsige Ausdrucksweise und die vielen Vergleiche mit Geräten und Maschinen. Natürlich weiß ich, dass man mir keinen Durchlauferhitzer eingebaut hat. Ich finde nur den Vergleich so schön.

Von Hormonen, Enzymen, deren Wirkungen und Wechselwirkungen und ihren Aufgaben habe ich viel zu wenig Ahnung. Das kann ich nicht sehen, vieles nicht nachvollziehen, da helfen mir solch praktische Vergleiche.

Was ich nicht verstehe, macht mir Angst. Der Krebs gehört dazu. Krebse gehören ins Meer, keinesfalls in meinen Bauch. Wie können winzig kleine Zellen, für das bloße Auge unsichtbar, eine so verheerende und lebensvernichtende Auswirkung haben? Wie soll mein einfach gestricktes Gehirn derartige Komplexitäten verstehen? Da bleibe ich lieber bei meiner Bohrmaschine. Wenn ich sie ansetze, dann weiß ich ganz genau, was passieren wird. Die macht, was ich will. Herr Krebs aber tut, was ihm gefällt.

Ich nenne die Dinge gerne beim Namen, es fällt mir schwer zu verniedlichen oder mir andere Bezeichnungen für unschöne Dinge auszudenken. Vielen Betroffenen erleichtert das den Umgang mit der Erkrankung. Ich kenne Patienten, welche ihrem Tumor einen Namen geben. Der heißt dann Mathilda oder Kunigunde oder er bekommt einen Fantasienamen. Für mich passt das nicht. Zu wenig Fantasie im Kopf, dafür viel zu viel Unsicherheit drin.

Offen und aufgeschlossen bin ich, wenn mich jemand anspricht, mir selbst fällt es oft sehr schwer, auf mir fremde Menschen zuzugehen. Ich kann ganze Tage oder Abende auf Veranstaltungen verbringen, ohne auch nur ein Gespräch zu führen, ausgenommen natürlich die üblichen Begrüßungs- oder Verabschiedungsfloskeln. Ich beobachte sehr genau, höre gut zu, bin aber in fremder Gesellschaft kein spannender Erzähler. Muss ich auch nicht sein. Es gibt so viele spannende Geschichten von interessanten Menschen. Und wenn mich etwas langweilt, dann lächle ich freundlich und gehe weiter.

Im Umgang mit vertrauten Menschen ist das anders. Ich rede, erzähle und bin für fast jeden Scherz zu haben. Ganz anders verhält sich das beim Schreiben. Ich schreibe und lösche, schreibe den Satz neu, solange, bis er mir gefällt. Oft schreibe ich viele Seiten in einem Zug und korrigiere dann. Ich hinterfrage und überlege, oft fällt mir noch ganz viel dazu ein. Manchmal wird aus einem kleinen Gedanken ein ganzes Kapitel.

„Warum hat mich dieses oder jenes aus der Spur gebracht, glücklich oder traurig gemacht? Was ist da in mir oder mit mir passiert? Warum habe ich so und nicht anders reagiert? Was will ich an Positivem mitnehmen? Was will ich hinter mir lassen?" Dieses Hinterfragen und noch einmal ernsthaft darüber Nachdenken hilft mir, mich und meine Geschichte besser zu verstehen. Akzeptieren, was war, ablegen in Form eines Textes und dann wegpacken. Aus dem Kopf, auf das Papier und weg. Mein ganz persönlicher Weg. Schreiben befreit meine Seele von Seelenmüll, hässlichen Erfahrungen, versteckter Trauer, aber auch von Wut und Zorn. Unzählige kleine Geschichten und Ereignisse habe ich niedergeschrieben, entsorgt, noch einmal geschrieben, geändert, verbessert, ergänzt.

Als ich vom Literaturwettbewerb der Deutschen Stiftung Eierstockkrebs lese, denke ich kurz über eine Teilnahme nach. Texte habe ich viele. Daraus könnte ich vielleicht einen Beitrag zusammenstellen. Überarbeiten, Texte zusammenfügen, ich verwerfe meine Idee. „Das will doch niemand lesen, es gibt so viele begabte Schriftsteller und Menschen, welche das besser können." Der kleine Mann namens Unsicherheit in meinem Kopf ist plötzlich mächtig und groß und macht sich wichtig.

Mein Mann bestärkt mich, meine beste Freundin ebenfalls. Ich schreibe einen Beitrag und trau mich nicht, ihn abzuschicken. Mein Mann sagt: „Eine Mutmach-Geschichte entsorgt man nicht. Die Freundin liest und drängt: „Los, schick das Ding jetzt weg!" Nach langem Zweifeln sende ich meinen Beitrag auf die Reise.

Die Antwort kommt prompt am nächsten Morgen. „Vielen Dank für Ihren Beitrag, die Jury wird sich durch alle Texte lesen ..." Was sollen die denn auch anderes schreiben? Lange Zeit höre ich nichts. Als ich es schon fast vergessen habe, bekomme ich eine Mail mit der Nachricht, dass mein Text unter den ersten fünfzehn von 130 Teilnehmern gelandet ist. Ich werde ein kleines Geschenk erhalten. Ob ich denn an der Preisverleihung in Berlin teilnehmen möchte oder ob man mir mein Geschenk zuschicken soll, werde ich gefragt. Oh Mann, was bin ich stolz! Wieder ermutigen mich mein Mann und eine Freundin: „Fahre nach Berlin! Wer weiß, was dich findet!"

Ticket gelöst, Berlin, ich komme!

Eine rundum gelungene, perfekt organisierte Veranstaltung erwartet mich. Spannende Vorträge, nette Menschen, Leidensgenossinnen und Angehörige, kompetente Fachleute und strahlender Sonnenschein empfangen mich. Wie schön ist diese Stadt! Voller Leben, still und laut, ernst und fröhlich. Alles gebündelt an einem Ort.

Man hat meinen Text ausgewählt, der erste Preis in der Kategorie Kurzgeschichten ist mein. Sprachlos sitze ich in meinem Stuhl und genieße still und leise diese Freude. Ganz langsam begreife ich, dass die Laudatorin von mir und über meine Geschichte gesprochen hat. Ich nehme den Preis in Empfang und finde keine Worte. Wie ich mich freue, ich platze fast vor Stolz!

Genau das Richtige zum richtigen Zeitpunkt. Unsicher bin ich durchs Leben gestolpert. Diese Anerkennung gibt meinem kaum noch vorhandenen Selbstvertrauen Auftrieb. Großer Respekt wird mir zuteil, die Wertschätzung meiner Arbeit und meiner Fähigkeiten geben mir Kraft und Mut.

Nach der Preisverleihung machen sich alle gemeinsam auf den Weg. Mit viel Lärm und Musik starten wir den großen Marsch durch Berlin, um aufmerksam zu machen auf eine Krankheit, die so viel Leid und Schmerz verursacht. Um Betroffenen Mut zu machen. Hilfe und Unterstützung gibt es in großer Zahl. Krankenhäuser, Ärzte, Selbsthilfegruppen, Psychoonkologen und vieles mehr.

Als der Marsch zu Ende geht, lassen wir Luftballons steigen, ein Gruß an den Himmel. An alle, welche den Kampf verloren haben. Ich bin sehr nachdenklich, mein Ballon ist gefüllt mit Liebe und Dankbarkeit, mit einem Gruß an meine Mama und mit der Botschaft: „Der Himmel kann warten, ich habe noch viel vor."

Ich bin am Leben und passe gut auf mich auf. Diese Erkrankung hat mir Kraft und Energie genommen, hat mich aus meinem Leben gerissen. Jetzt bin ich zurück, ich habe viel gelernt. Nun ist es an mir, das Beste daraus zu machen, Gutes mitzunehmen und all das Traurige und Negative hinter mir zu lassen.

Ein wenig Zeit bleibt mir noch im schönen Berlin, ich warte auf den Bus, der mich nach Hause bringt. Genug Zeit, um nachzudenken über mich, den Tag und dieses unerwartete Geschenk. Im Sommer komme ich wieder, der Mann darf mit, dann werden wir Berlin bestaunen, den gewonnenen Reisegutschein einlösen und die Tage genießen.

Der Rest des Tages zieht vorbei. Entspannt und gelassen sitze ich in einem kleinen Café und freue mich ganz still über meinen Erfolg. Mit mir und ganz bei mir. Die Menschen um mich herum nehme ich kaum wahr. Alleinsein ist nicht das Gleiche wie einsam sein. Ich fühle mich sehr wohl.

Ein wundervoller, erlebnisreicher, friedvoller, glücklicher Tag geht zu Ende. Diese Ruhe und positive Energie nehme ich mit in die neue Woche.

Berlin, ich komme wieder!

Das Leben will gelebt werden.

Auf eine Reha verzichte ich. Ich schaffe das. Ist das richtig? Ich weiß es nicht. Für mich ist eine Reha keine Option. Schon während meiner Chemotherapie bin ich regelmäßig zur Arbeit gegangen. Die Teilhabe am Leben und das Gefühl, gut aufgehoben zu sein in meiner vertrauten Umgebung, sind mir wichtiger als drei Wochen Auszeit. Nicht für alle ist das der richtige Weg.

Die Angst vor dem Alleinsein in der Fremde hat sicher eine Rolle gespielt. Ein ganzes Haus voller fremder Menschen mit ihren Geschichten hätte mich erwartet. Dem fühlte ich mich nicht gewachsen.

Zudem warteten das Geschäft, die Mitarbeiter, unerledigte Aufträge und unsere Kunden auf meine Rückkehr. Zu lange schon bin ich ausgefallen. Unzählige geleistete Überstunden müssen abgegolten werden, unerledigte Post und nicht zuletzt aufgeschobene Aufträge warten auf dringende Erledigung. Kranksein ist teuer, das Konto stöhnt. Besser nicht auch noch zusätzliche drei Wochen Reha.

Ein Sportprogramm habe ich mir selbst verordnet. Probetraining im Fitness-Studio, damit fang ich an. Gleich mal vom Laufband gestolpert, der Trainer zeigt Einsicht: Warm machen auf dem Fahrrad. Da fall ich zumindest nicht runter. Niedrigste Intensität! Das glaub ich nicht! Ich bin schon geschafft, da habe ich noch gar nicht richtig angefangen. Dann diese ganzen

Gerätschaften, Gewichte und Maschinen. Das kann sich doch kein Mensch merken. Offensichtlich schon, denn ich kenne Menschen, die betreiben das schon seit Jahren. Ich mach das hier zu Ende, zweifle aber sehr an meinem Durchhaltevermögen.

Die Dusche und Umkleide geben mir den Rest. Stomabeutel am Bauch und kein „Gewächs" am Kopf, so selbstbewusst bin ich dann doch nicht. Vorgenommen habe ich mir das, aber dann ... Ich dusche zu Hause. Die Realität holt mich ein – und der Muskelkater. Ich kapituliere. Dem Fitness-Studio bleibe ich fern. Der halb ausgefüllte Vertrag landet in der Ablage P (Papierkorb). Da ist er gut aufgehoben und kostet nichts.

Spaziergänge sind deutlich einfacher. Durch die Natur, rund ums Dorf. Durch die Stadt, allein oder mit Begleitung. Die Wege werden länger, mein Tempo schneller, ich laufe so oft, so schnell und so weit ich kann. Am schönsten ist es am Sonntagmorgen. Ganz allein laufe ich meine Runden. Ohrstöpsel rein und los. Das gibt mir Kraft und Energie. Das neue Fahrrad bringt Abwechslung.

Die Arbeit tut mir gut, im Geschäft geht es aufwärts. Das motiviert. Da Geld leider nicht vom Himmel fällt und unter anderem auch Krankenkassenbeiträge bezahlt werden wollen, bleibt mir nichts anderes übrig als durchzuhalten. Tapfer weiterkämpfen, auch wenn es schwerfällt und ich viel zu oft an meine Grenzen gehe. Ich bräuchte viel weniger Geld, wenn es nicht so viele gäbe, die von mir welches fordern. Das verstehe ich natürlich. Versicherungen, Steuern, Essen, Trinken, Kleidung, Brille und Medikamente. Alles will bezahlt sein. Also ran an die Arbeit! Jammern hilft nicht.

Einfach ist das nicht mit dem Matsch im Kopf. Unseren Mitarbeitern, aber auch mir selbst verlange ich viel ab. Heute weiß ich das. Sie haben mich, meine Launen und das von mir veranstaltete Durcheinander geduldig ertragen.

Die Buchhaltung wartet. Steuerberater und Finanzamt drängeln. Ein sehr kreativer Papierberg erwartet mich. Das war meine Aufgabe vor der Erkrankung und ich hatte es versäumt, jemanden einzuführen und einzuarbeiten. „Mir passiert ja nichts."

Tagelang wühle ich mich durch, sortiere, hefte ab und bringe Ordnung ins Chaos. Mit meinem Gaga-Kopf dauert alles viel länger. Finanzbeamte interessiert mein Chemohirn kein bisschen, dafür gibt es kein Buchungskonto. Praktisch wäre das ab und zu. Hat das schon mal jemand versucht? „Ich weiß gerade nicht wohin, ich nehme das Gaga-Konto."

Unsere Gäste hatten ihre Freude an mir. Oder auch nicht. Nach der dritten Nachfrage, welcher Kuchen denn gewünscht ist, es aber zum wiederholten Male nicht in meinem Kopf ankommt, reagieren die irritiert. Ich verstehe das, übergebe an meine Kollegin und gehe spülen.

Die Kollegen finden das gut, die Gäste auch. Ich bin traurig zwischen all dem schmutzigen Geschirr, prompt geht gleich etwas zu Bruch. Tränen fließen, die Hände schmerzen. Oh Mann, regt mich das auf!

„Wir möchten bitte zahlen."

„Meine Kollegin kommt, sie kann besser mit Geld umgehen als ich." Hahaha. Sie ist gerade anderweitig beschäftigt. Nun muss ich doch. Rechnen kann die Kasse gut, aber die Scheine und Münzen wollen bewegt werden. Wieder irritierte Blicke. Bis ich mit diesen Fingern das Geld aus der Börse grabsche, das dauert. Der Gast rechnet es mir nochmal vor. Mein Problem ist aber nicht die Höhe des Rückgeldes, ich krieg das Geld nicht gegriffen. Feinmotorisch bin ich eindeutig eine Null. Die Neuropathie lässt grüßen. Ach wie gut, dass niemand weiß, dass mein Traumjob Spülen heißt. Der Weg zurück zum Schmutzgeschirr ist gar nicht schwer.

Üben, üben, üben. Hände und Füße massieren, tasten, fühlen. Ein kleiner Massageball ist mein ständiger Begleiter. Ich mache gute Fortschritte. Die Füße massiere ich regelmäßig mit einer elektrischen Zahnbürste. Die Aufsätze kann man praktischerweise wechseln. Kleine Erfolge stellen sich ein und motivieren mich, nicht aufzugeben.

Inzwischen wohnt der Ball im Schrank bei den ungeliebten Gummistrümpfen, bei den nicht mehr genutzten Kopftüchern und bei den überflüssig gewordenen Stomagürteln. Da kann er bleiben.

Es wird nie wieder, wie es war. Aber es ist gut, so wie es ist.

Jetzt, wo es kälter wird, empfinde ich diese permanent heißen Füße nicht mehr so störend. Ich weiß: „Es ist doch so schön, wenn die Füßle immer warm sind." Der Großteil der Frauen, die ich kenne, wünscht sich das, und bestimmt auch deren Männer, welche am Abend im Bett die Freude haben, kalte Füße wärmen zu dürfen. Aber nein, angenehm geht anders. Heiße Füße sind okay, schmerzfreie Füße wünsche ich mir.

„Nicht nachdenken über unerfüllte Wünsche, besser freuen über alle Dinge und Erlebnisse, welche das Leben bietet." Es passiert jeden Tag. Gute, fröhliche, witzige Dinge und Begegnungen. Die Sonne scheint. Die Arbeit macht Spaß oder ich bekomme vollkommen sinnfreie, lustige Nachrichten von Menschen, welche gerade an mich gedacht haben. Einfach mal lachen, Spaß haben und sich selber nicht so ernst nehmen.

Eine Freundin schickt mir einen Witz: „Kleine Zehen sind dafür da, im Dunkeln die Möbel zu finden."

Oh ja, meine ganz bestimmt. Da kenn ich mich aus. Und ich frag mich: „Woher weiß die das bloß?" Der Zeh ist blau, das Knie auch. Ein Nachtlicht schmückt jetzt unser Schlafgemach.

Oder so: Als Gott den Menschen schuf, war dieser perfekt, dann sagte er zu seinem Azubi: „Mach noch eine kleine Zehe dran!"

„Warum denn eine kleine Zehe?" Da sprach Gott: „Das wird lustig."

Mit mir haben die ihren Spaß. Passt gut auf eure Zehen auf!

Das Ende des Beuteltieres

„Sechs Wochen nach der letzten Chemotherapie kann das Stoma[4] entfernt werden", sprach der Doc. Der an der Bauchdecke geöffnete Darm wird verschlossen. Die Darmenden werden verbunden und vernäht und die Bauchdecke geschlossen. Eine Narbe wird bleiben, aber danach sollte alles wieder gut funktionieren. Regelmäßiges Beckenbodentraining im Vorfeld ist wichtig. Nicht, dass da etwas undicht ist oder ich keine Kontrolle über meine Ausscheidungen habe. Ich trainiere eifrig, um der drohenden Inkontinenz zu entkommen.

Zu dieser Zeit, sechs Wochen nach der letzten Chemotherapie, geht es mir nicht sehr gut. Noch immer bin ich müde, schlapp und sehr schwach. Die Aussicht auf einen erneuten Krankenhausaufenthalt, eine weitere Operation, Schmerz und Leid steigern mein Wohlbefinden keineswegs.

Sofort nach dem Einbau des ungeliebten Anhängsels habe ich mir ein paar Stomagürtel angeschafft. Diese sind praktisch, alles ist gut verstaut. Ein bisschen Spitze daran machen sie ganz hübsch, der Beutel ist gut versteckt.

Obwohl ich gut zurechtkomme mit meinem Beutelchen am Bauch, bin ich unzufrieden und unglücklich darüber. Diese nötige und wichtige Operation macht

---

[4] künstlicher Darmausgang

mir Angst. Die Angst ist größer als meine Unzufriedenheit, ich schiebe es vor mir her. Immer wieder.

Erfahrungsberichte und alle auffindbaren Informationen durchforste ich. Dr. Google weiß auch darüber viel zu berichten. Ehemalige Betroffene frage ich nach ihren Erfahrungen. Weiter bringt mich das nicht, es steigert nur die Unsicherheit.

Gerade habe ich damit angefangen, mich wieder mehr zu bewegen. Spaziergänge und kleine Wanderungen tun mir gut, ganz langsam spüre ich, dass meine Kraft zurückkehrt. Der Bauch heilt.

Will ich schon wieder zurück ins Krankenbett? Ich entscheide mich dagegen. Ein schwieriger Prozess in meinem Kopf. Alles in mir schreit nach Genesung, Ruhe und Pause. Ich gebe mir noch etwas Zeit. Als dieser Beschluss gefasst ist und ich ihn meiner Familie und Freunden mitteile, geht es mir besser.

Keine Ausreden mehr, stattdessen ein ehrliches, offenes: „Jetzt noch nicht. Ich brauche noch etwas Zeit. Ich möchte fit sein, um diese erneute Operation gut zu überstehen." Der Gynäkologe ist verwundert. Die meisten Stomaträger möchten es so schnell wie möglich loswerden und drängen auf einen zeitnahen Operationstermin. Ich bin nach drei Monaten zur ersten Nachsorgeuntersuchung und das Ding ist noch immer da. Er beruhigt mich. Zu langes Warten ist nicht gut, ein paar Wochen hin oder her schaden jedoch nicht. „Gönnen Sie sich die Zeit, die Sie brauchen."

Ende März war ich zur letzten Chemotherapie, im Juli fühle ich mich endlich wieder fit, der Beutel am Bauch wird mir lästig. Ich bin bereit. Das Ding kann weg. Ein Anruf in der Klinik, hin zu den Voruntersuchungen, es kann losgehen. Innerhalb einer Woche check ich ein im Krankenhaus. Operation gut überstanden. Die Gymnastik im Vorfeld hat sich gelohnt. Alles klappt, zumindest während der ersten Tage.

Am fünften Tag wird mir übel, ein seltsamer Druck in meinem Bauch raubt mir die Luft und verursacht heftigste Schmerzen. Zaubermittel helfen nicht, eine Magensonde wird gelegt, welch eine Quälerei. Der Darm ist beleidigt, da bewegt sich nichts, das zeigen die Ultraschalluntersuchungen. Die Ärzte und das Pflegepersonal sind permanent mit mir beschäftigt. Eine Magensonde muss her, der Darm ist dicht, keine Peristaltik. Die Mitarbeiter im Krankenhaus wissen, was sie tun. Nach zwei Tagen ist auch dieses Grauen ausgestanden.

Auschecken, es geht nach Hause. Durchfälle in der Dauerschleife, wund sein und andere hässliche Sachen, von denen ich gelesen habe, sind mir erspart geblieben. Wieder einmal waren meine Sorgen und Ängste größer als die Wirklichkeit. Obwohl die Operation nur kurz gedauert hat und lange nicht so aufwändig und kompliziert wie die vorhergegangenen war, brauchte ich eine viel längere Erholungszeit. In dieser Zeit, so müde, so ausgelaugt und derart schwach, wie ich mich fühlte, habe ich den Schritt oft bereut.

Als ich aus der Narkose erwachte und der Beutel am Bauch entfernt war, da hätte ich weinen mögen vor Freude. Nachdem die erste Euphorie jedoch verflogen war, lernte ich, welch großen Einfluss unser Darm auf unser Wohlbefinden hat. Mehrere Monate später und nach vielen vergossenen Tränen und verschmutzter Wäsche habe ich es geschafft. Keine Zwischenstopps unterwegs, um ganz schnell fremde Toiletten zu besuchen. Keine Wechselwäsche mehr dabei und kein fluchtartiges Verlassen von Veranstaltungen sowie die damit verbundenen peinlichen Erklärungen. Ich habe es im Griff. Oh, wie ich das schätze. Funktioniert unser Verdauungsapparat zuverlässig und gut, nehmen wir dies als Selbstverständlichkeit. Wehe, wenn nicht!

In meiner größten Not ist es mir nur ein einziges Mal passiert, dass man mir den Besuch der Toilette untersagte. Dieses Restaurant werden wir nicht mehr besuchen. Die Toilette in unserem Café steht jedem offen. Was muss, das muss. In einigen Orten mit nur wenigen oder schlecht erreichbaren öffentlichen Toiletten gibt es die Initiative „Nette Toilette". Wer auch immer die Initiatoren sind, ihr habt mir sehr geholfen.

In Europa gibt es einheitliche Schlösser an über 12.000 Behindertentoiletten. Stoma-Patienten haben die Möglichkeit, den Schlüssel gegen eine kleine Schutzgebühr zu erwerben. Dies ist eine wertvolle Hilfe. Kein Anstehen in einer langen Schlange, wenn es eilig ist. Ein Handwaschbecken im Raum und ausreichend Platz für

die Versorgung erleichtern die Angelegenheit ungemein.

Der Beutel ist weg, ich habe meine Kängurukarriere
beendet. Der Schlüssel wird nicht mehr gebraucht.

Der Bauch ist zugenäht. Gürtel mag er trotzdem nicht.
Enge Hosen schon gar nicht, und mit den Röckchen ist
das auch nicht besser. Das spannt, drückt und
schmerzt.

Ein Quadratmeter Bauchfell, einfach mal so rausgeschnitten, ergibt auch einen Quadratmeter Narbengewebe in mir drin. Da sind die sichtbaren Narben
noch gar nicht mit eingerechnet. Längs und quer ver-
unstalten sie meinen Bauch. Hochkant, vom Brustbein
bis zum Schambein, elegant um den Nabel herum,
quer die Narbe an der Stelle, an der einst das Stoma
saß. Eine alte Blinddarmnarbe ist ebenfalls da. Und
einen Eierstock hat man mir schon vor Jahren entfernt, auch eine Narbe. Ein paar unschöne kleinere
Narben in Form von Sternchen, welche die vielen
Drainageschläuche hinterlassen haben, sitzen gleich-
mäßig verteilt zwischen den Längs- und Querstreifen.
Ich habe das mit der Bauch-Aufschneiderei zweimal
probiert. Haut, Nerven und Muskeln mussten durch-
trennt werden. Bis alles verheilt ist, das dauert.

Der Doc war nett, er hat die alte Längsnarbe großzügig entfernt. Bauchstraffung praktischerweise inbegrif-
fen. Hat was! Der Bikini ist bereits entsorgt. Nicht,
dass sich noch jemand erschreckt. Ich könnte mir ein
Schlangenbild tätowieren lassen, das jedoch würde die

Angelegenheit vermutlich noch verschlimmern. Ich lass das mal. Wenn es dunkel ist, sieht man es gar nicht.

Bauchfrei ist im Moment nicht in Mode, und gerade fällt mir ein, dass ich das noch nie leiden konnte. Auch streifenfreie, undekorierte Bäuche finde ich unter einem Shirt schöner. Wer will schon mittlere Ringe auf einem viel zu engen Hosenbund drapiert bewundern? Oder am Ende noch die Backenfalte aus der Hüfthose grinsen sehen. Auf Bauarbeiterdekolleté steh ich nicht. Ich kenne auch niemanden, der das toll findet.

Nach dem Schlammlauf in der Dusche hat eine Mitläuferin ganz charmant festgestellt: „Du hast aber schöne Narben! Dein Doc kann gut nähen." Ja, das kann er. Respekt, Herr Doktor, das haben Sie wirklich gut gemacht.

Heute will ich leben, ...

„Wer kommt mit zum Schlammlauf?", frage ich meine Freundinnen. Entsetzte Gesichter blicken mich an. Diese Blicke lassen mich ihre Gedanken lesen. Eine spricht es aus: „Spinnst du jetzt? Das willst du doch nicht wirklich?" Doch möchte ich. Ich habe so großen Hunger nach Leben, nach Erlebnissen und Abenteuern. Grenzen testen und einfach mal was Verrücktes tun. Nur zum Spaß. Brav war ich doch schon. „Nein, wir kommen nicht mit!" Da sind sich alle einig. Keine von meinen Mädels kann sich vorstellen, sich freiwillig durch Schlamm und Matsch zu kämpfen und dabei auch noch Spaß zu haben.

Ich melde mich an, irgendwer wird mich doch begleiten? Und tatsächlich, eine alte Freundin kommt mit. Es wird der schönste Tag seit der Diagnose. Wir hatten unglaublich viel Spaß, noch nie waren wir so schmutzig und selten haben wir so gelacht. Wenn du erstmal dreckig bist, dann ist es völlig egal. Rein in den Schlamm, in die Pfützen und ins Schaumbad. Hoch auf das Klettergerüst und die Wasserrutsche wieder hinunter. Weder der Dreck noch die Kälte konnten uns aufhalten.

Ich bin zum Wiederholungstäter geworden. Inzwischen sind wir eine richtig nette Truppe. Begeisterung steckt an. Wir laufen für einen guten Zweck, laufen gegen den Krebs, laufen für unsere Gesundheit, ohne Zeitmessung, ohne Druck, kein Konkurrenzkampf, wir laufen gemeinsam ins Ziel. Voller Freude! Adrenalin strömt durch unsere Körper, der Erfolg macht stolz. Gemeinsam macht Frauen stark. Eine erkrankte Mitläuferin hat im Ziel gesagt: „Ich habe es geschafft, da werde ich auch den Krebs besiegen!" Dieser Mut und diese Kraft, die wir daraus schöpfen, sind es wert. Damals war sie mittendrin in der Chemotherapie. Der Doc war nicht begeistert, aber ihre Blutwerte, die waren richtig gut. Alles richtig gemacht!

Selbstvertrauen und Mut gewinnt man nicht zu Hause im stillen Kämmerlein. In einer schwierigen Zeit hat sie ihre Kräfte mobilisiert und gezeigt, dass in der Gemeinschaft Großes möglich ist.

Starke Frauen. Voller Respekt und Achtung miteinander, füreinander und beieinander. Mutig und stark Grenzen überwinden. Ein wichtiger Aspekt dieser besonderen Atmosphäre.

Angefangen hat dieses Ausprobieren eher zufällig. Freie Sonnentage nutzen wir gerne für Wanderungen und kleine Ausflüge in der Umgebung. Die Sonne scheint, als wir an einem Kletterwald vorbeikommen. Ich trage noch haarlos, da wächst einfach nichts. Kinder und Erwachsene klettern auf den Bäumen, ich staune und bewundere ihren Mut. „Meinst du, ich kann das mal probieren? Vielleicht den Kleinkindparcours?" Meine bessere Hälfte fackelt nicht lang. Eintrittskarten bezahlt. Jetzt muss ich da durch.

Alles wird gut erklärt. Unsicher fange ich an und dann stelle ich fest, wieviel Freude das macht. Obwohl ich mich permanent an den Seilen verheddere und die Karabiner machen, was sie wollen.

So ein Baum ist ganz schön hoch. „Immer geradeaus gucken!" Während des Aufstiegs war ich viel zu beschäftigt mit den Sicherungshaken und Ösen, mit Strickleitern und Klettergerüsten. Oben angekommen, schau ich mich um, ein wenig die Aussucht genießen, und schwups! wird mir mulmig. Ich bedaure meinen Wagemut.

Wenn du da oben stehst, dann musst auch wieder runter. Der Kopf denkt: „Eine Notrettungsaktion? Nein, lieber nicht." Das ist mir dann doch zu peinlich. Da höre ich schon die Gedanken der Retter im Voraus. „Guck, die Alte muss ganz rauf, und dann traut die sich nicht zurück." Ist ja auch kein Notfall, eher Dummheit. Ich verzichte auf Hilfeschreie und gehe vorsichtig und ängstlich weiter auf dem Weg durch die Baumkronen. Nachdem der erste Abstieg geschafft ist, ist es gar nicht mehr so schwer.

Am Ende schaffe ich die große Tour. So stolz, müde und zufrieden war ich lange nicht mehr. Der Muskelkater an den folgenden Tagen könnte nicht schlimmer sein. Ich spüre Muskeln, von denen wusste ich nicht mal, dass sie existieren. Muskelschmerzen vergehen, der Stolz bleibt. Der nächste Kletterwaldtrip ist schon geplant.

Und weil ich gerade beim Grenzen Testen bin (Was kann ich noch? Schon wieder? Wie weit kann ich gehen?), schenken mir meine Kinder einen Gutschein zum House-Running. Senkrecht an der Wand eines Hochhauses hinunterlaufen, eine echte Herausforderung. Sofort mache ich den Termin fix und freu mich drauf. Der Mann darf auch mit, ist aber weniger begeistert. Ich habe keine Angst vor dem Abstieg. Diese Angst habe ich im Kletterwald auf den Baumkronen gelassen, da kann sie auch bleiben. Ich will sie nicht zurück. Ich lasse alles einfach kommen und versuche jeden Moment zu genießen.

An einem Sonntagmorgen um vier Uhr starten wir ins Abenteuer. Das Navi hilft uns, das Ziel zu finden. Wir genießen ein entspanntes Frühstück unterwegs. Acht Uhr geht es los. Die Formalitäten sind schnell erledigt. Mit dem Aufzug fahren wir hinauf auf das Dach des Hochhauses. Hundert Meter sind ganz schön hoch. Frankfurt von oben ist wunderschön.

Sichern und los. Die Hauswand hinunter. Nur der erste Schritt kostet mich Überwindung. Nachdem der geschafft ist, macht es nur noch Spaß. Vom Dach aus kann man den Friedhof gegenüber gut sehen. Bevor es losgeht, kann ich mal wieder meinen Mund nicht halten: „Ist ja praktisch, wenn ich jetzt abstürze, dann brauchts nicht mal einen Leichenwagen. Eine Schubkarre wird reichen." So hat das noch niemand formuliert. Ich scherze mit dem Sicherheitspersonal. Die Dame, welche nach uns dran ist, empfindet meine Scherze nicht sehr motivierend.

Wie cool ist das denn! Adrenalin fließt durch meinen Körper. Ich winke den Menschen an den Fenstern zu, eine nette Begleiterin dreht einen kleinen Film mit meinem Handy. Die Schubkarre kommt nicht zum Einsatz. Ich lande wohlbehalten. Die Dame übrigens auch.

Strotzend vor Selbstbewusstsein, lande ich wohlbehalten. Den ganzen Tag scheint die Sonne, ganz gewiss extra für mich. Ein kleiner Umweg ist geplant. Wir treffen uns zum Mittagessen mit einer lieben Verwandten. Ich bin so voller Energie und Tatendrang und möchte nicht sofort nach Hause. Nachdem wir 250 km angereist sind, bietet sich das an.

Eine Freundin wohnt ebenfalls ganz in der Nähe, aufgrund der Entfernung sehen wir uns viel zu selten. Spontan rufen wir an und verabreden uns. Ein wunderschöner Tag unter Freunden. Montags haben wir frei und beschließen kurzerhand zu bleiben. Spontan übernachten wir in einem kleinen Hotel im Taunus. Zwischenstopps in schönen Orten machen unsere Heimreise am nächsten Tag gemütlich und stressfrei. Es bleibt die Erinnerung an zwei wunderschöne Tage.

Schlammlauf und Kletterwald stehen jedes Jahr aufs Neue auf meiner Agenda.

Harte Worte

Ist der Krebs erst einmal da, verändert sich die Sprache. Plötzlich sind da diese Gedanken: „Du musst kämpfen, dich durchbeißen, nicht aufgeben! Du musst stark sein und tapfer. Du darfst dich nicht unterkriegen lassen, nur nicht klein beigeben." Das gesamte Umfeld ist plötzlich auf Kampf eingestellt und teilt es mir permanent mit: „Jetzt musst du die Zähne zusammenbeißen, diesen Kampf gewinnst du, du schaffst das schon!" Mich beschleicht das mulmige Gefühl, im Krieg gelandet zu sein. Mein ganz persönlicher Kriegsschauplatz. Zu Anfang ist mir das nicht bewusst.

Ein Arzt- oder Krankenhaustermin nach dem anderen wartet auf mich und muss wahrgenommen werden. Ein mühsames Gehangel von einer Untersuchung zur folgenden, von einer Operation zur nächsten und von einer Chemotherapie zur kommenden. Im Kopf immer diese zwei Worte: „Du musst!"

Nachdenken, innehalten, Kraft tanken steht in dieser Zeit hinten an. Alle verfügbaren Kräfte und Energien fließen in die „Der-Krebs-muss-weg-Aktion".

Jetzt, zwei Jahre später, wird mir klar, dass niemals ein Krieg gewonnen wurde. Am Ende gibt es immer nur Verlierer. Jede Schlacht und jeder Kampf fordert Opfer, auf beiden Seiten. Herr Krebs gibt jetzt Ruhe. Er ist weg, Aktion erfolgreich. Und doch hat er irreparable Schäden hinterlassen. Jeden Tag melden sich diese. Mein Körper geschunden, wichtige Organe vom

Krebs zerfressen, einfach weggeworfen. Im Kranken-hausmüll entsorgt. Die Seele krank, Trauer und Ängste wollen nicht weichen. Herr Krebs hat mir ein hässli-ches Erbe hinterlassen.

Da fällt es schwer zu sagen: „Ich habe den Kampf ge-wonnen!" Besser passt für mich: „Ich lebe noch. Ich darf wieder teilhaben am Leben." Als Siegerin fühle ich mich keineswegs. Das Damoklesschwert schwebt über mir. Mal näher, mal ganz fern. Es ist immer da. Der Kopf denkt und versucht zu akzeptieren.

Ich will keine Stunde meiner kostbaren Lebenszeit verschwenden an ein „Vielleicht? Warum?" oder „Was wird kommen?".

„Du musst die Krankheit annehmen!" – Auch ein oft gehörter Satz. Das werde ich nicht. Ich akzeptiere, aber ich werde sie nicht annehmen, schließlich wün-sche ich mir, dass sie wegbleibt. Alle damit verbunde-nen Erfahrungen und Erlebnisse gehören zu mir, das ist richtig. Aber nicht der Krebs.

Ich will nichts mehr müssen.

Können, lernen, dürfen, das möchte ich.

„Jeder von uns ist Kunst, gezeichnet vom Leben."

Nicht nur die Krankheit, auch die Schwerkraft und die Alterung vollbringen ihr unschönes Werk an meinem Körper. Wobei es ja immer auf die Lage ankommt. Liege ich auf der Couch, Füße hoch, Knie angewinkelt, dann habe ich wunderschöne Beine. Da muss ich dann nur den Hintern und den oberen Bereich der Oberschenkel zudecken. Dann sieht das echt gut aus. So schön straff und schlank.

Wenn ich aufstehe, wirkt die Schwerkraft sofort. Alles, was vorher elegant unter der Decke versteckt war, sucht sich seinen Weg. Ich finde es wieder an Stellen, da will ich das gar nicht haben. Aufstehen und zack, weg sind sie, die schlanken Oberschenkel. Zum Glück rutscht das nicht bis zu den Knöcheln. An den Oberarmen ist das ähnlich. Streck ich die Arme nach oben, sehen die sehr gut aus, noch ein bisschen Muskeln anspannen – top! Die Hände zum Himmel, das geht leider nicht den ganzen Tag. Egal, wie gut die Arme dabei aussehen. Total unpraktisch. Wehe, ich lass die wieder runter, dann winkt mich da was an und schreit förmlich nach dem ganz großen Sportprogramm. Oder nach dem Shirt mit den Ärmeln dran. Heute nehme ich mal das Shirt, morgen auch, aber übermorgen ganz bestimmt …

Egal wieviel oder mit wieviel Spaß ich laufe, die Winke-Arme interessiert das nicht.

Übermorgen habe ich keine Zeit. Job und Haushalt und ganz sicher wird mir noch etwas unaufschiebbar Wichtiges einfallen, was getan werden muss. Wo ist bloß meine Motivation wieder hin? Die liegt vermutlich schon auf der Couch. Ich guck mal nach. Tatsächlich! Da sitzt sie und flüstert mir leise zu: „Komm, setz dich zu mir, hier ist es gemütlich und bequem." Da kann ich doch nicht Nein sagen. Ist auch viel sicherer, da stolpere ich nicht und die Verletzungsgefahr ist sehr niedrig. Wir fühlen uns wohl und verbringen einen gemütlichen Abend. Couching klingt doch fast wie Sport. In dieser Disziplin bin ich richtig gut. Meine Karriere hat begonnen. Das sollte Olympiadisziplin werden. Die Goldmedaille bekäme einen Ehrenplatz auf meinem Couchtisch.

Am Anfang wollte ich nicht zu viel Gewicht verlieren. Ausgemergelten Knochengerippen fehlt Kraft und Energie. In Windeseile verabschieden sich meine Muskeln, der Wiederaufbau dauert viel länger, ganz zu schweigen von den damit verbundenen Anstrengungen. Im Laufe der Zeit hat sich das Problem wie von selbst erledigt. Und nicht nur das. Ich bin auf dem besten Wege in die andere Richtung.

Sehr selten besuche ich meine Waage und frage sie um ihre Meinung. In letzter Zeit wird diese ganz schön frech. Regelmäßig hat sie eine neue Überraschung für mich. Wenn sie so weitermacht, wird sie ihr künftiges Leben im Kellerschrank verbringen. Ich wachse beständig und zuverlässig. In die Breite, nicht nach oben.

Es setzt sich auf meine Hüften, macht sich an der Taille breit und wohnt an meinem Hintern.

Kluge Menschen haben kluge Sprüche für mich: „Das kommt von den Hormonen und den Wechseljahren." Ein bisschen skeptisch bin ich schon. Bei mir wechselt das nicht über Jahre. Ich kann das über Nacht.

In einer für mich unvergesslichen Nacht und dann nochmal am helllichten Tag haben die Doktoren alles Hormonelle aus mir herausgeschnitten. Schnipp schnapp! – Alles weg. So viel Mühe, da darf das bitte schneller gehen. Seither produziert mein Körper keinerlei weibliche Hormone mehr. Keine Eierstöcke, keine Östrogene. So einfach ist das. „Wie", frage ich mich, „sollen die Hormone schuld an meiner Gewichtszunahme sein? Es sind ja keine mehr da." Selbst wenn sie noch vorhanden wären, so schwer können die doch nicht sein? Ich weiß, wo das Gewächs an meinen Hüften herkommt. Schuld ist einzig und allein der Genuss von gutem, leckerem Essen. Morgens setzt sich das Müsli auf die Hüften, mittags der Käse und das Kartoffelgratin und am Abend das Käsebrot. Alles, wirklich alles findet einen Platz. Weniger essen ist angesagt, und viel mehr Bewegung. Nach dem Essen, der Bauch ist gut gefüllt, denkt das Hirn: „Ab und an eine Mahlzeit wegzulassen, ist eine gute Idee. Morgen fange ich an." Morgen ist der Bauch leer, der Teller voll, da sieht die Sache anders aus.

Sinnvoll und vernünftig wäre es, das Sportprogramm zu erweitern. Der Winter war lang. Da ich ehrlicherweise eine Schönwettersportlerin bin, habe ich das Fahrrad während des Winters stark vernachlässigt. Jetzt kommt es in den Genuss meiner vollen Aufmerksamkeit: sauber gewaschen, die Reifen mit Frischluft versorgt und die Kette gut geschmiert. Eine kurze Probefahrt: Es fährt. Wir werden in diesem Sommer viel Zeit miteinander verbringen. Ich bin nicht mehr so unsicher und tollpatschig, da stehen die Chancen gut, dass es mich nicht mehr so oft abwirft.

Da der Sommer in unseren Breitengraden leider nicht ganzjährig stattfindet, habe ich mich nun doch für ein Fitnessstudio entschieden. Anders wird das nichts. Dort freut man sich, wenn ich komme. Pilates, Yoga, ein wenig Step-Aerobic und die Übungen an den Geräten machen mir wider Erwarten viel Spaß. Die Winke-Arme verabschieden sich langsam, die Beinchen sind trainiert.

Geduld!

„Du musst Geduld haben!" Oh, wie ich diesen Satz
hasse! Schon wieder müssen. Meine Tage ziehen vorbei und ich soll geduldig sein. Wer mich kennt, der
weiß, dass Geduld nicht zu meinen herausragendsten
Eigenschaften zählt. Das bin ich einfach nicht.
Alles braucht seine Zeit: Operationen, Wundheilung,
Chemotherapie, Erholung, Kopf sortieren, fit werden.
Mir dauert das alles irgendwie zu lange. Ich will! Und
wie! Raus aus dem Bett, selbst etwas tun. Nicht ver-
kümmern im Elendsland. Ich will und wollte immer
teilhaben am Leben da draußen.
Nach jeder Operation motivierte mich jeder noch so
kleine Fortschritt. Am ersten Tag kurz aufstehen, am
zweiten drei Schritte und dann jeden Tag ein paar
mehr. Ich biss die Zähne zusammen und nach der ersten Woche schaffte ich den ganzen Flur der Kranken-
station. Einmal ganz vor und zurück. Ich glaube, der
Doc fand es gut. Er scherzte: „Waren Sie schon draußen oder sind Sie ein Schönwettersportler?" Durch-
schaut! Nein, draußen war ich noch nicht, aber ich
arbeite daran.
Ich würde ganz sicher nicht wochenlang träge im Bett
liegen und anschließend monatelang das Haus nicht
verlassen. Was soll ich denn da tun? Auf unsere Möbel
brauche ich nicht aufzupassen. Denen geht es gut,
dort, wo sie stehen. Ich wollte kein Mitleid, kein:
„Oh, du Arme." Ich möchte, auch heute, Hilfe nur in

Anspruch nehmen, wenn es nötig ist. Sobald es ging, versorgte ich mich selbst. Das Elend sitzt im Bauch, nicht in den Händen, ich konnte mich selbst waschen, das klappte auch im Sitzen gut. Ich versorgte meine Drainagen selbstständig. Man hätte mich nicht entlassen, wenn ich dazu nicht in der Lage gewesen wäre. Ich konnte mein Geschirr in die Spülmaschine stellen und diese einschalten und ausräumen. Das dauerte halt, machte aber nichts. Zeit habe ich, das bekam ich hin. Ich wollte das. Wenn ich weiterhin mein Bäuchle streichle, mich bedienen lasse und auf der Couch vor mich hin faule, würde sich meine Muskulatur ins Nirwana verabschieden. Das hatte ich schnell kapiert. Manchmal tat ich das, anfangs waren diese Phasen sehr lang, mit der Zeit wurden sie kürzer, mein Bewegungsradius erweiterte sich. Mein Mantra half: „Ich will, ich kann, ich muss!" Doch müssen!

Wie stolz war ich, als ich das erste Mal mein Badezimmer geputzt hatte! Ganze zwei Tage hat es gedauert. Waschbecken putzen auf dem Stuhl, die Duschwanne auf dem Fußboden sitzend. Viele Pausen später ist es geschafft. Stur wie zehntausend Esel habe ich alle „Das brauchst du doch nicht!-Das kannst du nicht!-Lass das sein!"-Sätze einfach ignoriert.

Es hat mir nicht geschadet. Ganz im Gegenteil: Erfolge motivieren. Auch kleine Fortschritte machen Mut. Ich wäre nicht ich, hätte ich nicht ab und an den Bogen überspannt, immer wieder meine Fähigkeiten überschätzt, regelmäßig meine Grenzen überschritten. Anschließend forderte der Körper Ruhe und Erholung. Das darf er. Hatte ich etwas geschafft, waren Fortschritte erkennbar, schlief ich ruhig und entspannt.

Meine Ungeduld ließ mich aufstehen, vorwärts blicken und nicht im unbefriedigenden Zustand verharren. Rückschläge ertragen und weiter!

„Was kann ich tun? Worauf sollte ich verzichten? Wo finde ich Informationen? Was fördert den Heilungsprozess? Was würde mir schaden? Wer oder was kann mich unterstützen? Wo finde ich Hilfe?" So viele offene Fragen beschäftigten mich. Ungeduldig las ich mich in Büchern von Fachleuten oder Betroffenen, im Internet und in Informationsbroschüren ein, fand wertvolle Informationen. Nicht alles hilfreich, manches wenig motivierend, der Großteil davon jedoch interessant und lehrreich. Ich konnte es kaum erwarten, bis ich ein von mir gewünschtes Buch in den Händen hielt. Wie ein Schwamm sog ich alle Informationen auf und tauschte mich mit Betroffenen aus. Positive Nebenwirkung: Der Kopf hatte viel zu tun und somit keine Zeit für eine Reise ins Elendsland.

Nicht immer bin ich ungeduldig. Ich warte ohne Murren, bis der Doc Zeit für mich hat. Alle anderen Patientinnen sollen ebenfalls gut behandelt und untersucht werden. Immer wieder hat er mich in Notlagen in seinen engen Terminkalender eingeschoben. Nun bin ich kein Notfall mehr, da kann ich auch mal warten. Bisher ist das jedoch kaum passiert.

Immer häufiger gelingt es mir zu sagen: „Das ist nicht meine Aufgabe." Oder auch „Das erledige ich morgen." Viel seltener als früher sage ich: „Ich mach das noch schnell!" Stets ging mir alles zu langsam, immer fiel mir noch etwas ein, was „noch schnell" erledigt werden musste. Wichtiges muss selbstverständlich erledigt werden. Nicht alles ist wichtig. Nicht heute, jetzt, sofort. Manches erledigt sich von selbst, anderes kann auch bis morgen warten. Alles hat seine Zeit. Pausen und viele schöne Erlebnisse gehören genauso dazu wie Pflichten und Aufgaben.

Ich war ungeduldig. Und wie! Da gibt es nichts zu beschönigen. Ich habe geweint, ich war trotzig und zornig, wenn ich gescheitert bin. Ich war unleidlich und ungerecht, unzufrieden und überfordert. Zornig auf meinen Körper, weil er nicht konnte, wie oder was ich wollte. Zornig auf diese Krankheit, die mich derart einschränkte und mein Leben durcheinanderbrachte. Ich haderte mit dem Schicksal. Soviel verschwendete Energie! Dieses Hadern in großer Not hat meinen Kampfgeist geweckt. „Nicht mit mir! Ich will das nicht! Ich werde beweisen, dass mich diese Krankheit nicht kleinkriegt!" Das große Ziel. Frau Ungeduld hat mich begleitet und bestärkt auf meinem Weg zurück ins Leben.

Ich erinnere mich an eine Wanderung durch den Wald. Schon morgens war ich unleidlich und schlecht gelaunt. Dieses Eingeschränkt sein, die Schmerzen und meine Situation an sich machten mich wütend und zornig. Ein Wort gab das andere. Ich steigerte mich in diesen großen Zorn und diese abgrundtiefe Verzweiflung hinein. Ich habe diese Aggressionen herausgeschrien, geschimpft, geflucht und geweint. Nie vorher war ich so wütend. Nie vorher so verzweifelt. Ich hatte ein Ventil gefunden. Mein Mann hat es geduldig ertragen, im Gesicht ein leises Grinsen. Dieses Grinsen machte mich noch wütender und zorniger.

Nachdem die Wut verraucht war, der Zorn herausgeschrien, sprach er ganz ruhig und leise: „Gott sei Dank, jetzt ist es raus." Er hielt mich fest in seinen Armen.

Nachdem auch die letzte Träne versiegt war, spürte ich eine große Erleichterung. Mein Blick wurde langsam klarer, die Verzweiflung wich zurück. Das Druckgefühl im Kopf war wie weggeblasen. Wut tut gut und darf auch sein.

Jahrestage...

... sind zahlreich. Hochzeitstag, Geburtstag, Namenstag. Ich kenne Menschen, die feiern Kennenlerntage und so weiter und so fort. Und ich, ich habe nun Jahrestag. Vor zwei Jahren fing das Elend an. Da hat man mir kurzerhand das Bäuchle aufgeschnitten und alles rausgeschnitten, was da nicht reingehört. Jahrestag – jetzt bin ich hin- und hergerissen.

Bin ich traurig, weil damit alles angefangen hat? Oder freu ich mich, dass der Mist raus ist? Zwei harte Jahre hat mir das gebracht, aber auch die Chance weiterzuleben. Hätte der Doc das nicht rausgeschnitten, hätte ich immer weiter vor mich hin gekrebselt. Das wäre dann ja mega-blöd. Also nun doch freuen?

Ausgekrebselt! Ich faul manchmal einfach so vor mich hin, auf der Couch oder wo es mir gerade gefällt, das tut gut. Und dann freue ich mich.

Freue mich über das Glück, noch am Leben zu sein. Freue mich darüber, alles gut geschafft zu haben. Und freue mich über so viele Herzmenschen und liebe Begleiter, welche ich kennenlernen durfte. Der Kopf hat viel zu denken.

„Ist doch vorbei! Dann ist ja alles wieder gut!" Dieser gedankenlos dahingesagte Satz lässt mich stolpern. Ich höre ihn viel zu oft. Möchten diejenigen, die ihn aussprechen, nun mich oder sich beruhigen?"

Meine Erfahrungen, aber auch viele Gespräche mit Betroffenen haben mich gelehrt, dass genau das nicht stimmt. Besonders die Zeit nach den Behandlungen und Therapien ist schwierig. Der Feind, gegen den man so lange kämpft, ist weg. Das große Ziel erreicht. Der Kopf hat Angst. Er hat noch nicht einmal ansatzweise verstanden, was geschehen ist. Die Welt erwartet, dass man vor Freude auf dem Tisch tanzt, dabei ist alles anders. Man fühlt sich leer, ausgebrannt und traurig. Die Unbeschwertheit ist weg, der Körper noch längst nicht geheilt. Wie geht es weiter? Wo ist der Weg? Was ist das Ziel? Und die Seele weint! Da braucht es noch einmal viel Kraft und Geduld.

Letzte Chemo oder Bestrahlung vorbei, ich kämpfe gegen die Nach- und Nebenwirkungen. Was hilft, was tut mir gut? Mir ist nicht nach Feiern zumute.

Der nächste Arzttermin in drei Monaten. Erst? So viel freie Zeit. – Schon? Da will ich nicht schon wieder hin. „Und wenn der Doc dann was findet?" Das Karussell im Kopf überschlägt sich. Immer und immer wieder. Habt Geduld mit euren Lieben, sie können nicht anders.

Mitleid hilft nicht, aber Mitgefühl. Ab und zu mal ein: „Hallo Du, ich bin für dich da." Aber auch Angehörige und Freunde dürfen mal genervt sein und traurig, schließlich sind sie ebenfalls Betroffene. Miteinander weinen tut gut, miteinander lachen tut besser. Alles ist erlaubt.

Und plötzlich sind sie da, die Jahrestage. Regelmäßig den Doc besucht, alles im grünen Bereich. Im Vorfeld nimmst du dir fest vor: Diesen Tag lässt du einfach so vorüberziehen. Bei mir klappt das nie, egal, wie sehr ich es versuche. Drei Tage vorher geht das Spektakel schon los. Morgens denk ich dran, mittags lässt es mich nicht los und am Abend fließen die Tränen.

Kein „Es ist vorbei, damit bist du durch! Jetzt muss es doch mal gut sein! Du bist so stark! Es ist schon so lange her!" hilft mir raus aus diesem Loch. Ich vergrabe mich in meinem Bett und lass die Tränen fließen. Unvorstellbar in diesem Moment, dass dieses Leiden jemals endet, diese Angst jemals verschwindet.

Was tun? Ich habe keine Ahnung.

Im Bett bleiben, in den Schlaf weinen, das tu ich dann. Am nächsten Morgen schaue ich in ein trauriges Gesicht mit tiefen, dunklen Ringen unter verschwollenen Augen. Ein Blick in den Spiegel reicht aus, um mich vor mir selbst zu erschrecken. Der Kopf denkt: „So geht das nicht. Du musst! Du kannst! Du willst!" Ich gebe mein Bestes.

Am dritten Jahrestag hat sich daran nichts geändert. Ich bin gut trainiert. Abstürzen kann ich schnell und tief. Der Aufstieg ist schwierig und mühsam und dauert sehr viel länger. Bin ich endlich oben, fröhlich und positiv, fürchte ich mich vor dem nächsten Absturz, dem erneuten Fall ins Elendsland. Ich will es nicht wahrhaben, mein Umfeld kann es nicht verstehen. Niemand spricht es aus. Ich bin mittendrin in einer tiefen Depression.

Mein Verstand weiß, dass ein Jahrestag nichts bedeutet. Ich weiß, es sind Tage wie alle anderen, manchmal gut und manchmal nicht. Was macht schon ein vergessener Hochzeitstag, wenn der Partner noch nie vergessen hat, dass er verheiratet ist?

Was bringt es uns, uns zu erinnern an unglückliche, traurige Tage, die wir doch nicht mehr ändern? Das Leben findet heute statt, nicht an längst vergangenen Tagen.

Es ist und bleibt nur ein Datum.

Trauerarbeit

Nicht immer ist alles Friede, Freude, Eierkuchen. Manchmal kracht es auch bei uns. Auch wir sind uns nicht immer einig. Unterschiedliche Menschen, unterschiedliche Ansichten, alle machen Fehler, jeder ist mal gekränkt und verletzt.

Ich versuche mich freizustrampeln von Erwartungen und Ansprüchen anderer. Ich versuche meine Grenzen zu verschieben, mich frei zu machen von „das gehört sich nicht" oder „das tut man nicht". Ich fühle mich gefangen in meiner Welt. Ich will tun, was sich für mich richtig anfühlt, ohne darüber nachzudenken, was irgendwer irgendwie von mir denkt. Wer bestimmt denn, was richtig ist oder falsch? Was dem einen richtig erscheint, mag für den anderen ganz falsch sein. Für jeden ist etwas Anderes gut, für jeden ist etwas Anderes schlimm. Ich bin zur Chemotherapie marschiert, andere verweigern diese grundsätzlich und suchen Alternativen. Ich bin den Weg der Schulmedizin gegangen und würde es heute wieder tun. Ich lebe, das war und ist es mir wert. All die Mühen, Schmerzen und Strapazen haben sich gelohnt. Das heißt aber noch lange nicht, dass deshalb alles gut ist. Ich bin traurig.

Stirbt ein Mensch, sind wir betroffen, stand er uns nahe, trauern wir. Wir weinen um den, den wir verloren haben. Wir nehmen Abschied, tragen ihn in unserem Herzen, erinnern uns an all seine Eigenschaften, ein Teil unseres Lebens ist fort. Genauso fühle ich mich gerade.

Ein Teil von mir ist fort, mein altes Leben wird es nie mehr geben. Ein Abschied für immer. Ohne Vorwarnung, ohne Möglichkeit, etwas zurückzuholen, unerwartet, mit einem Paukenschlag aus dem Leben gerissen. Ich nehme Abschied. Tschüss Gesundheit, servus Unbekümmertheit, adieu Gelassenheit, auf Nimmerwiedersehen meine entsorgten, vom Krebs zerfressenen Organe. Ein kleiner Tod.

Der Preis ist hoch. Zu hoch? Ich weiß es nicht. Freundschaften und Beziehungen zerbrechen. Das Leben, mit all seinen kleinen und großen Aufgaben und Herausforderungen, Pflichten und Erledigungen, fordert derart viel Konzentration und Ausdauer. Oft bin ich schon am Mittag völlig erschöpft, sehne mich nach Ruhe und Alleinsein. Sag ich es, fühle ich mich schlecht. Behalte ich es für mich, fühle ich mich erst recht nicht gut. Die Menschen um mich herum versuchen mich abzulenken, mit mir Schönes zu erleben, mir Freude zu machen und ich weise sie zurück. „Zu erschöpft", „Nein danke, heute nicht." Ausreden über Ausreden. Mein Kopf und mein Körper schreien nach Ruhe und Alleinsein, aber ich gebe die Fröhliche, Motivierte, Glückliche – und fühle mich noch elender. Alle Kraftreserven sind aufgebraucht.

Körper und Seele sehnen sich nach Ruhe, ohne Schmerzmittel geht es nicht. Ich vergifte meinen Körper für ein wenig Wohlbefinden und behalte es für mich. Offenheit und eine ehrliche Ansage wären die bessere Lösung. Ich bin es leid, mich zu verstellen. Doch in meiner Vorstellung sehe ich dieses Augenrollen und höre die Gedanken meiner Mitmenschen: „Jetzt muss aber mal gut sein!"

Ich wende mich ab und wünsche mir doch nichts sehnlicher als teilzuhaben. Wer oder was hält mich noch hier? Wer oder was hält mich fest und gibt mir Halt in dieser dunklen, traurigen Zeit?

Alles ist anders, ich habe mich verändert. Der Partner, die Familie und meine Freunde werden ungeduldig: „Du musst doch stolz sein, du hast so viel geschafft!" Bin ich auch, irgendwie, aber ist Stolz wirklich das richtige Wort dafür? „Sei dankbar, dass du lebst und der Krebs weg ist!" Bin ich auch. Aber sind alle, die das niemals erleben mussten, immerzu dankbar dafür und gerade darum permanent fröhlich?

In meinen Notizen aus jener Zeit fand ich folgende
Zeilen:
Vergangen und doch nie vergessen
bist du, mein unbeschwertes Leben.
Gedanken kreisen stundenlang,
zerbrochen ist der Lebensplan.
Die Träume wie vom Wind verweht,
ich weiß nicht, wie es weitergeht.
Irr durchs Leben ohne Ziel,
es fehlt das Glück, die Lebensgier.
Nur noch Trauer, Schmerz und Leid
in meinem schönen bunten Kleid.
Gut kaschiert, geschminkt, gestylt,
dass niemand seh'n kann dieses Leid.
Macht dieses Leben denn noch Sinn?
Ich will hier weg, weiß nicht wohin.
Stürz in den Abgrund, find keinen Halt,
wein mich durchs Leben, mein Herz ist kalt.
Find keine Worte, bin sprachlos und stumm,
stehe daneben, fühle mich dumm.
Kein Hoffnungsschimmer weit und breit,
nur Dunkelheit in dieser Zeit.
Der Himmel wartet,
freu ich mich drauf?
Des Leidens so müde
geb' ich doch nicht auf.
Suche die Liebe, Vertrauen und Glück.
Vielleicht, ja vielleicht
kommt es einmal zurück.

Du gehst und ich darf bleiben.

Mein lieber, bester Freund. Du gehst und ich darf bleiben. Meine Prognose war sehr viel schlechter. Allen Statistiken zum Trotz bin ich zurück im Alltag. Welch eine Ironie! Du bist gegangen.

Nie wieder werden wir gemeinsam essen, spazieren gehen, streiten, uns versöhnen, diskutieren über Gott und die Welt, Diagnosen und Blutbilder besprechen und analysieren. Behandlungsmöglichkeiten und Alternativen suchen. Nie wieder werden wir uns trösten, gemeinsam weinen und lachen.

Knappe zwei Jahre sind seit deiner Diagnose vergangen. Der Krebs hatte sich eingenistet in deinen Körper, die Metastasen machten es sich gemütlich in deiner Leber. Zwei Jahre warst du voller Hoffnung. Kleine Erfolge feierten wir. Zahlreiche Rückschläge beweinten wir. Zwei Jahre schmerzhaften Leidens sind zu Ende.

Alles Menschenmögliche hast du versucht. Nachdem du das Vertrauen in die Schulmedizin verloren hattest, vertrautest du dich der Naturheilkunde an. Gut informiert, kein Krebsbuch, das du nicht gelesen hast. Dein Schrank ist voll davon. Alles vergebens. Viele Therapien und die Nebenwirkungen der zahlreichen Medikamente zerstörten deinen geschundenen Körper.

Du hörtest von meiner Erkrankung, suchtest Hilfe und Unterstützung. Bist einfach in mein Café gestiefelt und hast mich angesprochen. Meine Geschichte hat dich bestärkt, nicht aufzugeben. So lernten wir uns kennen und wurden zu Freunden. Wehmütig erinnere ich mich an ungezählte Telefonate, Treffen und an gemeinsame Essen mit guten Gesprächen. Wir fanden viele Gemeinsamkeiten, unsere Erfahrungen in der Kinder- und Jugendzeit verbanden uns.

Ich habe viel von dir gelernt. Ein starker, intelligenter, stolzer Mann. Hart im Umgang mit deinen Mitmenschen, aber besonders mit dir selbst. Und doch so zart und verletzlich. Eine geschundene Seele. Eigenartig, egozentrisch, einzigartig.

Zu viele traurige, hässliche und schmerzhafte Erfahrungen machten dich zu dem, der du warst. Einsam und alleine gingst du deinen Weg. Ein hartes, einsames, trauriges Ringen gegen die Krankheit, für das Leben und am Ende gegen das Unabänderliche.

Wenn die Seele krank ist, kann der Körper nicht heilen. Du hattest keine Chance. Zu groß der Schmerz. Zu tief verletzt. Das Leben ist nicht fair. Zu klein war dein Vertrauen in dich und deinen Körper.

Ein Satz beschäftigt mich bis heute. Du warst so aufgewühlt, so ratlos. Nach einem Besuch bei deiner Psychoonkologin sagtest du: „Ich soll mich selber lieben. Mich. Wie soll das denn gehen?" Bis heute frage ich mich, was ist dir widerfahren, dass es dich bis zum Ende deines Lebens nicht losließ? Du hast viel erzählt von schlimmen Tagen, traurigen Gegebenheiten und unschönen Erfahrungen. Mein Herz voller Mitgefühl, versuchte ich Trost zu spenden, Mut zu machen, dir Kraft zu geben für den kommenden Tag.

Das Geschehene annehmen, stehenlassen, weitergehen, nicht zurückschauen. Es war dir nicht möglich. Zu groß dein Schmerz, zu präsent das Erlebte.

Du hast viel geschafft und erschaffen. Ein Perfektionist. Immer 110 Prozent. Mit Weniger gabst du dich nicht zufrieden. Keine noch so kleine Kleinigkeit entging dir. Ein aufmerksamer Beobachter. Intelligent, offen, gnadenlos ehrlich und oft ganz plötzlich verschlossen und zurückhaltend. Fühltest du dich im Stich gelassen oder enttäuscht, hast du verbal um dich geschlagen, deinen Zorn, deine Wut und Enttäuschung herausgeschrien, hast dich abgewendet und nichts mehr von dir hören lassen.

Habe ich dir Zeit gelassen, mich nach ein paar Tagen oder auch Wochen nach dir erkundigt, warst du sofort wieder da. Du hast dich erklärt und um Versöhnung gebeten. Niemals warst du dir zu schade für eine Entschuldigung.

„Du musst nicht die Mutter Theresa sein!" So oft hörte ich diesen Satz von dir. „Warum tust du das für mich?" In deiner Welt gefangen, war es dir unvorstellbar, dass ich dich gerne hatte, so wie du warst. Mit all deinen Ecken und Kanten. Ohne Erwartungen, ohne Ansprüche. Jedes Mal teilten wir uns die Rechnung im Restaurant. Nicht ohne vorher darüber zu diskutieren. Hilfe anzunehmen, ohne eine Gegenleistung erbringen zu müssen, war dir fremd. Stets hast du argumentiert, dass ich meine Zeit geopfert habe. Es war niemals Opfer, immer ein Geschenk. Ein Akt der Freundschaft. Und auch für mich spannend, lehrreich und inspirierend.

Die Krankheit und das Leid verbanden uns. Eine besondere Freundschaft.

Dein Kopf war so voll mit Gedanken und Gefühlen. Wir sprachen kaum über mich. Im Gegensatz zu dir fühle ich mich geborgen und gut aufgehoben in meiner Familie. Ein gutes Gefühl, das dir fehlte.

Freundschaft bedeutet für mich zuhören, Freude und Geborgenheit schenken, Spaß haben, traurig und fröhlich sein. Gespräche zuzulassen, die nicht immer nur von Freude geprägt sind, ernste und wichtige Themen nicht auszuklammern. Nicht mehr, aber auch nicht weniger.

Ging es um dein eigenes Wohl, deine Ansprüche an das Leben, warst du stets bescheiden und zufrieden. Kein Telefonat beendeten wir ohne dein „Danke für deinen Anruf." Wir gingen nie auseinander ohne dein „Danke für deine Zeit."

Nun hinterlässt du ein wunderschönes, großes, leeres Haus. Ein großes Erbe. Dein Lebenswerk für die Frau deiner Träume, für die sehnlichst erwünschten Kinder. Deine Familie existierte nur in deinen Träumen.

Vater werden blieb dir verwehrt. Du lebtest ein einsames Leben in deinem Dornröschenschloss. Alleine verbrachtest du deine Jahre und hast bis zuletzt festgehalten an deinem Traum.

Die Arbeit an diesem Haus erfüllte deine Tage, gab deinem Leben Sinn, sie gab dir Halt und Struktur. Nicht eine Fliese, die du nicht selbst verlegt hast. Nicht ein Möbelstück, das du nicht selbst eingebaut hast. Alles perfekt, wunderschön, einsam und traurig. Nie durchdrungen von Liebe und Kinderlachen.

So sehr hast du gewartet auf deine Freunde und Kumpels, um zu reden, um zu erzählen von deinem Leben und um über den Tod zu sprechen. Du warst sehr bewegt. „Vogel-Strauß-Politik" hast du es genannt. Was nicht sein darf, ist auch nicht, und wer gut aussieht, ist nicht krank. Sie haben es nicht verstanden, haben das Ausmaß deiner Erkrankung nicht sehen wollen oder können. Erst als du sichtbar gezeichnet warst, viel Zeit im Krankenhaus verbrachtest, wurde es ihnen klar. Zu spät für dich, um Vertrauen neu zu lernen. Zu groß war das Gefühl verlassen zu sein und einsam kämpfen zu müssen. Dein Umfeld wurde kleiner, der Radius immer enger. Deine traurigen Augen erzählten mir von vielen Tränen.

Die Zeit des Abschieds rückte näher. Katastrophale Blutwerte waren der Grund für die erneute Einweisung in die Klinik. Ein Abschied für immer. Du hast es mir gesagt. „Ich werde nicht mehr zurückkommen."

So oft es mir möglich war, besuchte ich dich, setzte mich auf deine Bettkante. Wir konnten gut miteinander schweigen.

Dein letzter Tag. Spät am Abend kam ich zu dir. Den ganzen Tag warst du umgeben von Menschen, die

Abschied von dir nehmen wollten. Man hatte sie nach Hause geschickt, um dir etwas Ruhe zu gönnen. Alleine in diesem Zimmer auf der Palliativstation, so fand ich dich. Ganz still habe ich mich zu dir gesetzt, dich festgehalten und leise erzählt von schönen Dingen, die wir gemeinsam erlebt hatten. Wie sehr du mir fehlen wirst, wie viel ich von dir gelernt habe. Du hast alles richtig gemacht, du musst nichts mehr. Es ist vollbracht. Du darfst gehen.

Ich wünschte mir so sehr, dich noch einmal sehen zu dürfen. Am Vorabend warst du schon weit weg. Ich versprach dir wiederzukommen. Ich bin ganz sicher, du hast auf mich gewartet.

Die Krankheit hatte deinen Körper gezeichnet, dein Leiden war so groß und so offensichtlich. Das Palliativteam hat dich ganz wunderbar umsorgt, dir den körperlichen Schmerz genommen. Gut aufgehoben und behütet warst du.

Vorsichtig hielt ich deine Hand, legte meinen Kopf zu dir. Dich Wärme und Geborgenheit spüren lassen. Ein letztes Geschenk. Ganz langsam wurdest du ruhiger und entspannter, dein Atem verlangsamte sich und verstummte schließlich ganz. Du hast dich auf die Reise gemacht.

Du fehlst.

Umfangen von Frieden blieb ich noch eine Weile ganz still bei dir sitzen. Abschied nehmen, nachspüren in liebevoller Erinnerung. Grenzenlose Dankbarkeit erfüllt mich. Du hast mir ein großes Geschenk gemacht. Nie werde ich diesen Moment vergessen.

Du fehlst mir sehr.

Ich schau auf mein Handy, da ist keine Nachricht von dir. Kein verpasster Anruf, kein „Können wir telefonieren?" Nie wieder. Nur dieses verdammte „Zuletzt online am Donnerstag um 19.35 Uhr."

Die Tränen kamen erst sehr viel später.

Mein lieber bester Freund, ruhe in Frieden. Du darfst dich lieben und gernhaben, dich selbst wertschätzen und mögen. Sei umgeben von Liebe. Lass alle irdischen Dinge ziehen, alle Kränkungen los, alle Verletzungen hinter dir. Nimm nur die Liebe mit auf deine Reise. Grenzenlose, allumfassende, bedingungslose Liebe soll dich umgeben. Das wünsche ich mir für dich.

Ich rede oft mit dir, bin ganz sicher, dass du da bist. Du erzählst nichts mehr, nicht von kleinen und großen Dingen, nicht von deiner Einsamkeit. Ganz häufig denke ich an dich: „Du hättest jetzt ... gesagt." Dann bist du bei mir.

Einmal sehen wir uns wieder. Eine schöne Vorstellung.

Manchmal war ich richtig wütend. Ich erinnere mich an eine Diskussion mit dir. Gerne und oft warst du Gast in einer Diskothek. Zornig erzähltest du von der Begegnung mit einer jungen Frau mit Kopftuch, gezeichnet von der Krankheit. „Was will die in der Disco? So offensichtlich krank, hat sie dort nichts verloren." Ich habe dich nicht verstanden. Alle Argumente, die mir in den Sinn kamen, habe ich vorgebracht: „Auch sie hat ein Recht auf Lebensfreude und Spaß mit Freunden. Es gibt keinen Grund, sich zu verstecken. Eine mutige junge Frau, die Respekt und Anerkennung verdient hat, aber ganz sicher nicht Beschimpfungen und Abwertung." Erst viel später habe ich verstanden.

Deine Abendausflüge waren deine Flucht vor der Krankheit. Auszeit und ein Stück Normalität in schweren Zeiten. Nicht diese junge Frau hat dich wütend gemacht, es war der Krebs. Schonungslos hat er sich in deine kleinen Freiräume geschlichen und dir gesagt: „Hey, ich bin überall. Du kannst mir nicht entkommen!" Hinterhältig hat er dir einen Spiegel vorgehalten. Du warst nicht vorbereitet. Daher dieser Zorn und diese Wut. Nie wieder hast du danach eine Diskothek besucht.

Wenn ich heute tanzen gehe und hin und wieder Frauen mit schönen Tüchern sehe, dann freue ich mich über deren Mut. Ich erinnere mich an dich und unser Gespräch, an deinen Rückzug und an deine Wut.

Du warst der Mann mit den zwei Leben.

Einerseits der ganz normale Alltag voller Hoffnung auf eine Zukunft. Kein Platz, keine Zeit, kein Raum für Krankheit und Trauer in deinem Kopf.

Auf der anderen Seite das Leben mit dem Krebs, immer dabei die Angst vor dem Tod, vor dem Leiden und das Wissen, nie wieder gesund zu werden.

Konsequent hast du mich abgeschirmt vor deinen Freunden. Meinen Mann hast du akzeptiert, aber kein Hehl daraus gemacht, dass du lieber mit mir sprichst. „Er weiß nicht, wie es ist! Er versteht es nicht!" Das war deine Antwort, als ich dich direkt darauf ansprach.

An deinem Sterbebett lernte ich die Menschen kennen, von denen du so viel erzählt hattest. Du warst schon nicht mehr ansprechbar. Ich kam in dein Zimmer, sie saßen in einem großen Kreis um dein Bett. Eine seltsame Atmosphäre. Sie wussten nichts mit mir anzufangen. Für sie war ich eine Fremde am Sterbebett. Ich konnte nicht weit weg von dir auf einem Stuhl ausharren. Ich habe mich zu dir aufs Bett gesetzt, deine Hand genommen und leise Geschichten aus deinem Leben erzählt. Langsam fassten sie Vertrauen und nahmen mich auf in den engen Kreis der Menschen, die bei dir sein durften.

Du hast sie gut versteckt, die Depression. Viel zu spät habe ich erkannt, wie sehr sie dich in ihren Fängen hielt.

Immer wiederkehrend, diese verzweifelte, krampfhafte Suche nach neuen Wegen und Behandlungsmöglichkeiten. Immer wieder erwachte neue Hoffnung auf Heilung.

Enttäuschung und Verzweiflung folgten viel zu schnell. Schmerzhaftes, leidvolles Bewusstwerden, dass dein Leben endlich ist, deine Zeit begrenzt.

Ich habe viel von dir gelernt. Dafür danke ich dir. Du
fehlst.
Mach's gut, mein Freund.
Dass ich dich begleiten durfte auf diesem letzten Weg,
macht mich dankbar und demütig.

Ich schwebe

Seit ich die Chemotherapie hinter mir gelassen habe, leide ich unter unangenehmen Empfindungen in Händen und Füßen, die Narben schmerzen, viel zu oft bin ich depressiv, unvorstellbar müde und vollkommen lustlos. Bei jeder Nachsorgeuntersuchung erzähle ich meinem Doc davon. Jedes Mal versucht er mir zu helfen. Ich bekomme Vitamin D für die Knochen, Vitamin B für die Nerven, Flohsamen, um die Verdauung zu unterstützen, ein Eisenpräparat, um die Blutbildung zu unterstützen, und stets den Hinweis, mich viel zu bewegen. Das alles tut mir gut, befreit mich aber weder von den Verstimmungen im Kopf noch von den Schmerzen im Körper. Der Doc ist jedoch nicht nur für die Schulmedizin zu begeistern, er ist auch offen für naturheilkundliche Ansätze. Regelmäßig erzählt er von Fortbildungen, die er besucht, und interessanten Entwicklungen in diesem Bereich.
Regelmäßig empfiehlt er mir die Behandlung meiner Narben mit Procain oder, noch besser, eine Infusion. Procain ist ein seit über 100 Jahren anerkanntes Neuraltherapeutikum. Gemeinsam mit Natriumhydrogenkarbonat sorgt es für eine bessere Durchblutung des Gewebes, normalisiert den Stoffwechsel und sorgt so für die Senkung des Basenwertes im Körper. Es reduziert Entzündungen, erweitert die Blutgefäße, wirkt antioxidativ, senkt die Blutfettwerte, hat eine ausglei-

chende Wirkung auf das vegetative Nervensystem, senkt den Blutdruck und wirkt antidepressiv.

Klingt für mich richtig gut, ist von den Krankenkassen jedoch nicht anerkannt. Die Behandlungskosten müssen aus eigener Tasche bezahlt werden. Das ist teuer, eine praktische Entschuldigung, aber wenn ich das möchte, dann kriegen wir das schon hin. Regelmäßig druckse ich herum. „Och nein, ich schaff das schon. Ich kann es mir ja überlegen. Das wird bestimmt noch alles gut."

Wird es nicht, ich weiß das. Faule, feige Ausreden und sinnloses drum herumreden. Mir graut es vor der Infusion. Ich will nicht, dass jemand mit der Nadel an mir herumsticht. Egal, wie nett der Herr Doktor ist. Mich erinnert dies zu sehr an die Chemo-Infusionen, auch wenn der Sessel noch so schön ist, das Massageprogramm guttut und die Meditation noch so sehr entspannt. Allein der Gedanke daran lässt mich schaudern.

Nachsorge, die Zehnte: Ich bin krebsfrei, aber ... Der Doc nimmt sich Zeit, erklärt mir alles noch einmal ganz genau. Wenn ich auf die Infusion verzichten möchte, bleibt noch die Möglichkeit, das Medikament direkt in die Narben zu spritzen (Narben entstören). Mein Kopf denkt: „Du kannst hier nicht jedes Mal rumjammern und wenn er dir Hilfe anbietet, die Flucht ergreifen." Ich stimme zu. Zwanzig Mal sticht der Doc in meine Narben und verspritzt munter den Inhalt seiner Spritze. Vermutlich habe ich das ge-

147

braucht. Schön ist es nicht, schlimm auch nicht. Absolut erträglich, kein Grund zum Jammern.

Als ich die Praxis verlasse, spüre ich keinen Schmerz mehr im Bauch. Nichts drückt, zieht, schmerzt, alles ist gut. Wow! Damit hatte ich nicht gerechnet. Ein paar Tage hält dieses Wohlgefühl an. Es tut so gut. Ich habe viel Zeit, um über die Infusion nachzudenken. Ich kann es mir schöndenken, mir selbst gut zureden. Bis zum nächsten Nachsorgecheck habe ich ausreichend Zeit, um die unsinnige Angst vor Infusionen in den Griff zu bekommen.

Und tatsächlich: Ich sitze beim Doc und bitte um die Infusion. Eine Woche später ist es soweit. Aufgeregt mache ich mich auf den Weg. Kaum bin ich angekommen, wird mein Basenwert im Urin gemessen. Sauer bin ich nicht. Der pH-Wert ist bei 10. Die Infusion wird angeschlossen, der Portkatheder leistet gute Dienste. Ich liege im Sessel und langsam weicht die Anspannung. Ich lese, telefoniere und schlafe ein wenig. Die zwei Stunden sind wie im Flug vergangen. Die Infusion ist drin in meinem Körper, abstöpseln, Pflaster drauf, noch ein wenig ausruhen, dann geht es nach Hause.

Ich gehe nicht, ich schwebe. Ich bin entspannt, schmerzfrei, fröhlich und irgendwie entrückt. Nichts kann mich in den nächsten Tagen aus der Ruhe bringen, nichts macht mir Angst. Ich bin ganz sicher, dass sich all meine Sorgen und Probleme lösen werden.

Das Leben ist plötzlich wieder schön, ich bin voller positiver Gedanken und voller Hoffnung.

Das bemerke nicht nur ich. Meine Freundin fragt: „Was hast du denn geraucht? Das will ich auch!" Mein Mann ist erleichtert. Eine Mitarbeiterin bemerkt meine Veränderung: „So gut ging es dir schon lange nicht!"

Schmerzfreie Tage lassen mich vieles neu erleben, die Welt neu betrachten. Die Radtour an der Pegnitz entlang macht plötzlich doppelt so viel Spaß. Nicht: „Komm, wir fahren Rad, meine Füße brennen, ich bin so müde, ich muss mich bewegen, sonst wird das noch schlimmer." Sondern: „Komm, lass uns Rad fahren, ich habe Lust dazu!"

Ein wenig durch das Leben schweben, entrückt und verzückt die Welt betrachten. Ohne Antidepressiva und Glücklichmach-Tablettchen. Für mich ist es gut und fühlt sich ganz richtig an. Trotz der langen Irrwege und Zweifel, der sinnlosen Angst und Unsicherheit.

„Die Zeit heilt alle Wunden." Das ist nicht immer richtig. Manchmal braucht es Zeit, um den richtigen Weg, die richtige Hilfe zu finden. Und manchmal braucht es Zeit, um sich selbst zu überwinden und Hilfe zuzulassen.

Warum habe ich nur wieder so lange gezweifelt, so lange gezögert und es mir so schwer gemacht? Viel zu lange habe ich der Angst und meiner Unsicherheit zu viel Raum und Macht gegeben. Damit ist jetzt Schluss. Ich gehe wieder hin. Ich freu mich auf die nächste Infusion.

Alles gesagt? Alles gesagt!

Der Tod war nah. Der Sensenmann hat angeklopft. Er ist der Verbündete von Herrn Krebs. Herr Krebs hat sich zurückgezogen, der Sensenmann hat es sich anders überlegt. Zwischendurch war es ganz schön eng, doch aufzugeben war nicht der Plan. Das habe ich Herrn Sensenmann immer wieder mitgeteilt. Unsere Pläne und Wünsche spielen für ihn keine Rolle, am Ende war er trotzdem einsichtig. Ich habe es geschafft. Weg vom Abgrund, zurück im Hier und Heute. Es gibt da noch ein paar Wünsche, Träume und Sehnsüchte in meinem Kopf: Brautkleider kaufen für meine Töchter, meine Enkel kennenlernen, mein Geschäft zum Laufen bringen und so viel mehr. In Sachen Sterben und Tod habe ich meiner Familie viel abverlangt. Viele Gespräche waren nötig, der Tod war so nah. Wir alle werden gehen. Wenn diese Einsicht ihren Platz in unseren Köpfen gefunden hat, wir es akzeptieren und nicht tabuisieren, dann verliert das Sterben seinen Schrecken. Ich habe keine Angst vor dem Tod. Angst habe ich vor dem Weg dahin. Vor Schmerz und Leid, vor Abhängigkeit und Hilflosigkeit, davor fürchte ich mich. Verbrennt mich, nehmt die günstige Variante, ich habe ja nichts mehr davon. Die Grabstelle ist ausgesucht. Ein Baumgrab, schön gelegen, das soll es sein. Wir haben viele Friedhöfe besucht und einen schönen Ort gefunden. Alles ist geregelt, Wünsche geäußert, Trauerfeier besprochen. Schwierige Themen und schmerzerfüllte Stunden. Mir ist das wichtig. Heute noch genauso wie in der kritischen Zeit.

Unnachgiebig zwang ich meine Familie, sich damit auseinanderzusetzen. Es beherrschte meine Gedanken und ließ mich nicht zur Ruhe kommen. Nächtelange Grübeleien mussten ein Ende finden.

Nachdem alles besprochen war, stellten wir gemeinsam fest, welch große Erleichterung es für alle Beteiligten sein kann: Wenn alles gesagt und gefragt werden darf, ein jeder sich mitteilen kann. Dann wird die Furcht vor dem Unaussprechlichen kleiner. Schmerzhafte, aber sehr heilsame Gespräche. Keine Tabus, sondern offen ausgesprochene Ängste und Sorgen. Kein drum herumreden, sondern klare Worte. Meine Todesangst, mein Wunsch weiterzuleben, die Angst meines Mannes, seine Frau zu verlieren. Wie geht es weiter nach dem Tag X? Für ihn und im Geschäft. Alleine wird er diese große Aufgabe nicht bewältigen können.

Und nicht zuletzt werden zwei junge Frauen ihre Mutter verlieren. Es gibt viel zu besprechen und noch mehr zu sagen.

Ich habe mich sehr lange und sehr intensiv mit dem Thema Tod und Sterben auseinandergesetzt. Was sagt man seinem Partner und den Kindern, wenn man geht? Wie nimmt man Abschied, wenn der Wunsch zu bleiben übermächtig ist? Was möchte ich den mir liebsten Menschen noch mitgeben auf ihrem Weg in die Zukunft?

„Nehmt euch die Freiheit, das Leben zu leben, wie es sich gut und richtig anfühlt. Seid liebevoll, achtsam, demütig und respektvoll zu euch und allen Menschen. Ich wünsche mir für euch ein Leben voller Liebe und Glück, Vertrauen und Zuversicht. Ihr seid das größte Geschenk in meinem Leben. Ich habe euch sehr lieb." Ein paar wenige Worte. Damit ist alles gesagt.

Ich bin ganz sicher: Sie sind stark und mutig, sie werden füreinander da sein. Sie werden die Trauer überwinden, den Schmerz bewältigen und weitergehen auf ihrem Weg.

In dieser emotionalen, aufwühlenden Zeit passiert das Unerwartete. So sehr auf Tod und Sterben konzentriert, habe ich es beinahe nicht bemerkt. Unmerklich fast, in winzig kleinen Schritten verbessert sich mein Zustand. Es geht aufwärts, ganz langsam kehre ich zurück ins Leben. Plötzlich wird mir bewusst: „Ich bin ja gar nicht tot." Da habe ich einfach einen Tag nach dem anderen gelebt und überlebt.

Den Moment, als diese Erkenntnis Einzug hielt in mein Bewusstsein, den werde ich niemals vergessen. Genau ein Jahr nach der ersten Operation stand ich in Gedanken versunken an meiner Kuchentheke. Der Kopf grübelte über das vergangene Jahr nach und plötzlich erfüllten diese Freude und dieses Glück meinen Körper. Vor lauter Angst zu sterben, hätte ich doch fast vergessen zu leben.

Ich bin abgestürzt, aufgeschlagen, habe mich aufgerappelt und nun bin ich wieder da.

Familie, Freunde und meine Arbeit haben mich durch diese Zeit getragen. Der Mensch braucht Liebe und Leidenschaft, dann ist Großes möglich. Jetzt bin ich zurück im Leben. Jede gelebte Stunde bringt uns dem Tode näher, das ist bei allen Menschen gleich. Dazu braucht es keine Krankheit. Diese braucht es, um uns dessen bewusst zu werden.

Rausgefallen aus dem Leben

Ich bin traurig und finde nicht heraus aus diesem Loch. Immer wieder falle ich zurück in mein Krebsi-Down-Syndrom. Kleinigkeiten sind es oft, welche mich verzweifeln lassen. Einfache Entscheidungen werden zu einer echten Herausforderung. Was ziehe ich an? Die Jeans! Rein in das Beinkleid, der Bauch rebelliert. Vielleicht doch besser die schwarze Hose? Zu groß, Gürtel geht nicht, den will der Bauch schon gar nicht. Das Kleidchen. Raus aus der Hose, rein ins Hängekleid. Zu kalt. Vielleicht noch was drunter? Raus aus dem Kleid, rein in die warme Unterwäsche, die braucht aber viel Platz, da ist das Kleidchen zu eng. Wieder raus aus Kleid und warmer Wäsche. Die Tränen laufen, das mühevolle Aufhübschen und Augenringe Kaschieren war für die Katz.

„Jetzt reiß dich mal zusammen!", spricht die Vernunft. „Ist gerade wirklich schlimm!", spricht mein Gefühl. Ist es natürlich nicht, noch nie bin ich nackig raus, ich werde auch heute etwas finden, aber für mich ist es so schwierig. Ich will zurück ins Bett. Geht aber nicht, die Arbeit ruft. Das Konto wird sich über Zuwachs freuen. Mein Pflichtgefühl gewinnt. Welch ein Glück! Die Uhr tickt. Pünktlichkeit ist mir wichtig. Nun aber rein in Irgendwas, das muss dann passen. Passt meistens auch. Und im Laufe des Tages finde ich auch zurück in die Normalität. Oder eben nicht, das kommt auch vor. Angekommen im Geschäft, passiert irgendeine kleine

Nichtigkeit: Ich zerdeppere Geschirr oder mir passiert etwas Dummes. Eine Bestellung vergessen, im Tag geirrt, meine Kollegin verschläft. Nichts, was ein wirkliches Problem darstellt, ich aber kann an Kleinigkeiten verzweifeln und mich so richtig reinsteigern. Dann kann es durchaus passieren, dass ich den ganzen Tag neben der Spur laufe.

Am Abend gibt es dann kein Halten mehr. Tränen fließen, ich schlafe schlecht und diese Dauerschmerzen in Händen und Füßen empfinde ich an solchen Tagen als besonders schlimm. Vielleicht probiere ich doch mal diese Antidepressiva-Zaubermittel vom Doc? Immerhin sollen die zusätzlich, als kleines Extra quasi, diese elenden, immerwährenden Schmerzen erleichtern. Ich lese zum gefühlten tausendsten Mal Wirkung und Nebenwirkungen. Obwohl das nicht nötig wäre. Ich kann es inzwischen auswendig herunterleiern, so oft habe ich das schon gelesen, ändern wird sich daran nichts. Ich entscheide mich wieder einmal dagegen. Mein Verstand glaubt fest daran, dass ich es auch ohne schaffe. Meine Füße sagen das Gegenteil, auf die höre ich jetzt nicht. Vielleicht irgendwann. „Heute ist ein guter Tag!" Das habe ich auf meinen Badezimmerspiegel geschrieben. Darauf hoffe ich, jeden Tag aufs Neue. An manchen Tagen hilft mir das, an anderen nicht. Dafür bin ich selbst verantwortlich, das wird mir einige Zeit später auch bewusst.

Ich bin Profi im Spiel „Wie überfordere ich mich und meinen Körper am schnellsten?". „Mach ich schon!

Das auch noch, kein Problem! Wo ist noch eine Aufgabe für mich? Immer her damit." Schaff ich natürlich nicht. Dann bin ich müde und gereizt, meine Aufgaben wachsen mir über den Kopf. Da ist es kein Wunder, dass ich schon am Morgen beim Ankleiden kläglich scheitere.

Im Nachhinein betrachtet, sehe ich ganz klar: Ich will gar nichts anziehen! Ich will zurück ins Bett. Da ist es gemütlich, warm und kuschelig. Bettdecke über den Kopf und meine Ruhe. Wer mag das nicht?

Mehr Freizeit, öfter nichts tun, einfach mal zu Hause bleiben. Das wäre richtig nett, vor allem, wenn man echt nichts zum Anziehen findet, obwohl der Schrank voll ist. Da hängen Klamotten für zehn Frauen, nur für mich ist nichts dabei.

Denkt mal drüber nach, die Aussage „Ich habe nichts anzuziehen" kann manchmal auch bedeuten: „Ich will da gar nicht hin." Denn mal ehrlich: Anzuziehen haben wir alle genug. Wenn ich mich mal richtig vergriffen habe, was tatsächlich vorkommt, und ich im Laufe des Tages durchaus irritierte Blicke meiner Gäste ernte, dann tue ich, als bemerke ich das einfach nicht. Kopf hoch, die Schultern gestrafft, spaziere ich hocherhobenen Hauptes durch den Raum. Peinlich ist mir das schon manchmal, aber zugeben werde ich das niemals. Ich doch nicht!

Ockerfarbene Strümpfe sind in Kombination mit rotem Kleidchen nicht gerade die beste Wahl. Vielleicht bin ich meiner Zeit einfach voraus, und in ein paar

Jahren ist das ganz modern. Wir werden sehen. Die roten Schuhe passen immerhin perfekt zum Kleid. Wenn nur die Strümpfe nicht dazwischen wären ... Nebenan ist ein Diskounter, da gibt es Strumpfhosen. Sehr praktisch.

Aufhübschen am Morgen ist nicht immer einfach, ohne Brille sehe ich schlecht, mit Brille lässt sich aber keine Wimperntusche auftragen, von Make-up und Lidschatten brauch ich da gar nichts mehr erzählen. Seit kurzem bin ich stolze Besitzerin eines Vergrößerungsspiegels.

Der Wunsch nach Veränderung erwacht irgendwann in jeder Frau. Auch in mir. Ich überlege, ob ich mir meine Haare pink färbe. Das lenkt doch bestimmt ab von ungleichmäßig bemalten Augen und tiefen Ringen darunter. Zur Faschingszeit habe ich das schon ausprobiert. Mir gefällts. Meine Umwelt findet das nicht gut. Sie werden sich daran gewöhnen.

Ein echter Vorteil ist, dass man sich selbst nicht sehen kann. Das muss dann nur das Gegenüber ertragen.

Das ist bei grauen Haaren nicht anders, und dieses Gestrüpp auf meinem Haupt hat mit Haaren meiner Meinung nach sowieso nicht viel zu tun. Wildschweinborsten ist da eindeutig der bessere Ausdruck. Da ist nichts zu machen, morgens steht es in alle Himmelsrichtungen, es muss gebändigt werden. Meine Friseurin verzweifelt, da geht nur ganz kurz und immer ausdünnen. Sonst sehe ich aus wie Pumuckl in grau. Da passt rosa oder pink bestimmt auch gut.

Ganz sicher bin ich mir noch nicht, ob ich mir das traue. Ich überlege, das kann dauern. Schnelle Entscheidungen ... – Das hatten wir schon. Ich beschäftige mich ausgiebig damit. Ist im Grunde eine vollkommen unwichtige Frage, pink gefärbte Haare haben keinerlei Einfluss auf das Leben, nicht auf meines und schon gar nicht auf die Weltgeschichte.

Ich hinterfrage, der Kopf hat viel zu denken. Mir wird klar: Während ich die Frage „Färben oder nicht?" überdenke, darüber nachgrüble und meine Gedanken sich damit beschäftigen, muss ich nicht über die derzeit viel wichtigeren und größeren Probleme in meinem Leben nachdenken. Geschweige denn eine Lösung finden. Ich verzettele mich in Kleinigkeiten, da lässt sich das Große leichter verdrängen und verschieben. Diese Sache beschäftigt mich. Ich beobachte meine Mitmenschen aufmerksam und interessiert und komme zu einem für mich sehr beruhigenden Ergebnis: Dieses „Pinke-Haare-oder-nicht-Nachdenk-Verdrängungs-Syndrom" ist weit verbreitet. Ich treffe Menschen, welche sich wochenlang damit beschäftigen, ob die Wand im neuen Wohnzimmer in beige oder champagnerfarben gestrichen werden soll (für mich ist das eh das Gleiche). Dabei haben sie aber noch nicht einmal die Finanzierung für die neue Wohnung inklusive der zu streichenden Wohnzimmerwände durchdacht.

Und dann: Die Haare sind jetzt pink! An einem schlechten Tag, mittendrin in einer Depri-Phase, bin ich zum Friseur und habe darauf bestanden.

„Willst du das jetzt wirklich?"

„Ja, will ich!"

„Hast du dir das auch gut überlegt?"

„Ja, gefühlt eintausend Mal habe ich darüber nachgedacht. Ich mach das jetzt!" Die Friseurin rührt die Farbe an. Nun ist es zu spät. Das Ergebnis dieser verrückten Aktion trage ich nun deutlich sichtbar mehrere Wochen mit mir herum. Depri-Tage sind nicht der richtige Zeitpunkt für derart krasse Veränderungen.

Meinen Mitmenschen gefällt es nicht. Das kann ich in ihren Gesichtern lesen. Die meisten sind sehr freundlich, sie ersparen mir unfreundliche Kommentare. So schwer von Begriff bin ich nicht, ich kann gut kombinieren. „Ihre grauen Haare fand ich sehr schön!", „Uih, neue Haare, warum das denn? Es sah doch so gut aus.", „Mama, du hattest so eine schöne Frisur!"

Sie sprechen alle in der Vergangenheitsform mit mir: „Es war einmal ..." Ich habe es verstanden. Ganz ehrlich, sie haben recht. Wer an traurigen, grauen Tagen die Farben und Freuden des Lebens vermisst, der wird sie nicht finden, indem er sich den Kopf bunt bemalen lässt. Zu meinem Glück hat die Friseurin nur eine Tönung aufgetragen, mit der Zeit wäscht sich das raus. Blasser ist es schon, ich leuchte nicht mehr. Nach pink kommt rosa. Mein Haar wächst schnell, das finde ich gut. Das dann noch vorhandene rosa Haar wird in ein paar Wochen ein Opfer der Schere werden. Die Farbaktion hat viel Mut gebraucht.

Bisher war ich stets die angepasste, brave Birgit. Nur nicht aus der Rolle fallen, nur nicht auffallen. Immer schön mit der Herde gehen. „Dieses oder jenes macht man nicht! Das gehört sich nicht!" Auszubrechen aus eingefahrenen Wegen, dazu fehlte mir bisher der Mut. Haare in grellem Pink sind vielleicht ein Anfang. Nichts Bedeutendes, schön sind sie nicht, aber vielleicht ein erster Schritt.

Trotz des unansehnlichen Endes dieser Aktion bin ich stolz auf mich. Da spielt das Ergebnis eine eher untergeordnete Rolle.

Nun habe ich wieder was zum Nachdenken. Ganz tief in mir drin weiß ich, dass es eine „Auf-mich-aufmerksam-machen-Aktion" war. Wer die Haare pink trägt, wird sicher nicht übersehen. Ich fühlte mich einsam, traurig und verletzt. Es gab im Vorfeld ein paar schwierige Situationen zu bewältigen, ich fühlte mich alleine gelassen, nicht wahrgenommen und vor allem nicht ernstgenommen.

Da war ich doch glatt mal wieder in alte Muster zurückgefallen: „Ich wünsche mir ..., aber wenn anderes wichtiger ist, dann verzichte ich." Das ist manches Mal sicher richtig und wichtig. Manchmal bedeutet aber nicht „immer". Rein optisch bin ich nun gut zu sehen, mit meinen Gefühlen und Bedürfnissen sieht es häufig anders aus. Da ich oft selbst nicht genau weiß, was mir fehlt, können meine Mitmenschen dies auch nicht wissen. Sätze wie „Ich wünsche mir etwas mehr Zeit für mich." Oder einfach mal ein klares „Nein, das möchte ich nicht!" fallen mir schwer. Manchmal würde auch ein „Das ist mir jetzt zu viel" reichen. Ich übe.

Zwei Jahre habe ich gut geschafft. Tapfer habe ich mich durchgeschlagen, und nun ist er da, der totale Durchhänger. Mein Körper ist wieder fit, das Gehirn ganz brauchbar, aber psychisch ist viel Luft nach oben. Traurig und verzweifelt schleppe ich mich durch dunkle Tage. Wo sind sie hin: die Freude, das Glück, mein Lebenshunger, meine Energie? Woher kommt all die Traurigkeit? Woher die vielen Tränen?
Der Kopf denkt schon wieder viel zu viel: Über das Leben, das Sterben, versäumte Gelegenheiten, verpasste Chancen. Nach dieser langen Zeit stelle ich mir die Frage: Warum? Es geht nicht um „Warum ich?", sondern um „Warum hat Herr Krebs mein Leben auf den Kopf gestellt? Wozu all diese Schmerzen, dieses Leid?"
„Ohne die Nacht wüssten wir nichts von der Sternenwelt!" Mir sind das derzeit zu wenig Sterne. Zu viel düsterer Nebel und Dunkelheit sind um mich herum. Ich finde keinen Weg aus meinem ganz persönlichen kalten, finsteren, dunklen Tal heraus. Einsam, freudlos, traurig, voller Angst, ohne Hoffnung und Orientierung irre ich umher. Ich habe doch immer mein Ding gemacht. Viel erlebt, schwierige Zeiten überstanden. Jetzt habe ich meinen Halt verloren. Meine Welt steht Kopf, ich finde nicht zurück. Das

macht mir Angst. Wo bin ich? Wo stehe ich? Macht das alles noch Sinn? In langen, schlaflosen Nächten wabern dunkle Gedanken durch meinen Kopf, Regen tropft auf die Scheiben. Es ist, als ob der Himmel mit mir weint. Ich bin müde. Nicht des Lebens, aber des Leidens müde. Ein Sehnen nach Ruhe und Frieden ist in mir. Ich wünsche mir eine Nacht, in der ich ruhig, entspannt und tief schlafe. Atemübungen, Meditationen, viel Zeit mit mir und mein Mantra: „Ich will! Ich kann! Ich werde!" lassen mich auch diese Zeit ertragen.

Verspannungen, Müdigkeit, Atemnot und Kopfschmerzen begleiten mich. Am Abend packe ich mich fest in warme, schwere Decken ein. Das gibt mir ein wenig das Gefühl, beschützt zu sein. Ich umarme und halte mich selbst, der Abgrund ist so nah. Was geschieht mit mir? Die Mauern um mich herum sind meterdick und immer dabei. Meine Familie leidet mit und versucht liebevoll durchzudringen, die Mauern einzureißen. Ich lasse es nicht zu. Nichts und niemanden lasse ich eindringen in meine Welt. Ich weiß es, komme jedoch nicht dagegen an. Die Tage sind mühsam und anstrengend. Meinen Alltag zu bewältigen, fällt mir schwer. Ich starre vor mich hin, und schon sind sie wieder da, die vielen Tränen. Die Orientierungslosigkeit, die Verzweiflung, die Hoffnungslosigkeit und diese große Trauer. Ich würde so gerne teilhaben am Leben da draußen. Geborgenheit spüren, Freude neu entdecken und diese Angst vor dem Leben, mit all den vielen Aufgaben, Pflichten und Verantwortlichkeiten, hinter mir lassen.

Wir sitzen zusammen, essen, trinken, die anderen lachen und genießen. Ich fühle mich, als sei ich nicht dabei. Anwesend, aber doch nicht da. Ich bin irgendwie und irgendwo. Es fällt mir schwer, diesen Zustand zu beschreiben. Als ob ich außerhalb stehe. Eine unbeteiligte Zuschauerin. Mehrere Wochen quäle ich mich durch die Depression. Ich laufe nicht mehr und gehe kaum noch raus.

Von meinen Freunden distanziere ich mich. Zurückgezogen in mein Schneckenhaus beantworte ich nur noch die wichtigsten Nachrichten und Anfragen, schalte Handy und alle Technik einfach aus. Ich bin gerne alleine. Nur noch mit mir, bei mir, mit meinen Gedanken und Gefühlen alleine sein. Keine Pflichten, keine Verantwortung, keine Ansprüche an mich. Einfach einmal nichts müssen. Dieser Wunsch sitzt tief in mir drin und wird immer präsenter: „Das geht doch nicht, das darfst du nicht!" Nun steht mir mein verdammtes Pflichtgefühl im Weg. „So viele Dinge sind zu erledigen, die Aufgabenliste ist lang, da kann ich mir doch keine Auszeit nehmen!" Vielleicht ja doch?

Ganz langsam lasse ich diesen Gedanken zu. Das Geschäft wird nicht untergehen, wenn ich mal nicht anwesend bin. Die Buchhaltung kann ein paar Tage warten, und auf der Couch ist es auch ohne geputzte Fenster gemütlich.

Die Kinder führen ihr eigenes Leben, und der Mann wünscht sich seine fröhliche, unkomplizierte Partnerin zurück. Mit diesem traurigen Wrack an seiner Seite ist er grenzenlos überfordert. Diese Einsicht, lange hat es gedauert, motiviert mich, trägt mich und hilft mir zurück ins Leben.

Ich versuche mich mitzuteilen, versuche mich zu erklären: „Die alte Birgit gibt es nicht mehr. Nichts ist mehr da von der eigenständigen, selbstbewussten Birgit, die ihr Leben im Griff und fest das Steuer in der Hand hatte. Ich fühle mich fremd und fehl am Platz. Ich wünsche mir Entlastung, Hilfe und mehr Zeit für mich!" Klare Worte. Wir suchen gemeinsam nach Möglichkeiten. Es ist nicht leicht, aber dieses Vegetieren im Elendsland ist viel schwieriger und kostet viel mehr Kraft. Ohne psychologische Hilfe und Begleitung geht es nicht. Zu tief ist das Loch, in dem ich sitze, zu hoch habe ich die Mauern um mich herum gebaut. Schon vor Jahren habe ich diese so wertvolle Unterstützung einer Psychologin in Anspruch genommen und eine schwierige Phase in meinem Leben bewältigt. Danach war ich fest überzeugt, dass mich nichts mehr aus der Bahn wirft.

Herr Krebs hat in meinem Kopf gewütet, auch wenn er nur im Bauch gewachsen ist. Ich bin ver-rückt. Aus der Spur gerutscht. Der Kopf denkt und denkt und denkt … Und weil es so viel zu denken gibt, komme ich nicht zur Ruhe. Vieles ist mir plötzlich fremd, einst wichtige Dinge haben ihren Wert verloren, liebe Menschen sind außerhalb meiner Reichweite. Ich lebe in meiner eigenen, kleinen, traurigen Welt, weiß ganz genau, dass ich mich melden sollte. Anrufe, Besuche, Treffen mit Freunden und wichtigen Wegbegleitern finden nicht mehr statt. Habe ich mich trotz allem einmal überwunden, dann fehlen mir die Worte. In meinem Kopf herrscht Leere. Meine Aufmerksamkeit und Konzentration sind versumpft im Nebel. Gesprächen versuche ich zu folgen. Ich verstehe kein Wort, habe keine Fragen, Antworten schon gar nicht.

Eine Sache hat mich völlig aus der Bahn geworfen. Meine Herkunftsfamilie entspricht sicher nicht dem, was man sich wünscht. Nach dem Tod meiner Mama erlebten wir schwierige Jahre. Fragen waren nicht erlaubt, geäußerte Kritik oft hart bestraft. Mädchen waren nicht erwünscht und ganz sicher kein Grund zur Freude. Ein schwieriges Kapitel in meinem Leben.

Ich glaubte, es geschafft zu haben, meinen Weg gefunden zu haben. Abgenabelt, selbständig und unabhängig – trotz zahlreicher Hindernisse. Ich habe einen Partner gefunden, der stets treu zu mir steht. Unsere beiden Mädchen wurden freudig empfangen auf dieser Welt. Wir sind eine ganz normale Familie mit allen Höhen und Tiefen. Sie kennen meine Geschichte. Heimlichkeiten und Geheimnisse sind unnötig, sinnlos und viel zu oft der Anlass für unbegründete Ängste. Das musste ich viel zu früh leidvoll erfahren.

Nach der Diagnose wird von allen Ärzten erfragt, ob eine familiäre Vorbelastung bekannt ist. Stets habe ich verneint. Besonders gynäkologische Krebserkrankungen sind häufig genetisch bedingt und vererbbar.

Es ist so wichtig, dieses zu wissen.

Frauen und Mädchen aus betroffenen Familien erhalten ein wesentlich umfangreicheres Vorsorgeprogramm. Auch die Therapieformen unterscheiden sich in bestimmten Fällen. Es darf nicht verschwiegen werden, ganz egal aus welchen Gründen. Es ist überlebenswichtig.

Viele Jahre hatte ich eine Cousine nicht gesehen. Ein Jahr nach meiner Erkrankung steht sie plötzlich vor mir. Sie hatte von meiner Erkrankung erfahren und das Bedürfnis mir mitzuteilen, dass dieser Krebs seit vielen Jahren regelmäßig Mitglieder unserer großen Verwandtschaft betrifft.

Meine Großmutter väterlicherseits verstarb an Brustkrebs. Meine Cousine selbst leidet an Eierstockkrebs, einer ihrer Neffen an Hodenkrebs. Ich bin entsetzt und stürze tief. Nicht ein einziges Mal hat mein Vater während der ganzen schwierigen Zeit gefragt. Mich nicht ein einziges Mal besucht. Jetzt erfahre ich, dass er überlebenswichtiges Wissen verschwiegen hat. Meine drei Geschwister hatten ebenfalls keine Ahnung. Es wäre doch so wichtig gewesen! Warum? Ich werde es nie verstehen. Ich habe nachgefragt: „Warum hat man mir nichts gesagt?" Antwort bekam ich keine. Ein Schreiben vom Anwalt hatte mich Wochen vorher schon aufgewühlt. Man bot mir Mamas Grab zur Übernahme an. Nur mir, nicht meinen Geschwistern.

Die sind gesund. Meine Grabstelle ist längst ausgesucht. Darüber wusste er längst Bescheid. Als ich den Brief in Händen hielt, kam mir zuallererst der Gedanke: „Er kann es nicht erwarten." Ich habe viel erlebt, kann traurige Geschichten erzählen. Das jedoch setzt dem Ganzen die Krone auf. Ich werde es nie verstehen. Ich habe gefragt: „Warum?" Ich habe keine Antwort bekommen. Stattdessen den Rat, mir einen Psychologen zu suchen, um das Geschehene zu verarbeiten. Es ist nicht die Liebe, die schmerzt, es ist die Zurückweisung.

Noch immer auf dem Weg

Verzweifelt suche ich ein Rettungsseil, um mich festzuhalten. Diesen Schmerz ertrage ich kaum.

Meine Familie ist für mich da, gibt mir Freiraum und viel Verständnis. Immer wieder versuchen sie mich, manchmal sehr direkt und mit deutlichen Worten, zurück in die Spur zu schieben. Da bin ich auch mal beleidigt und traurig, am Ende hilft es doch. Meist wird mir das erst später klar. Ich habe keine Angst vor dem Tod, aber vor dem Weg dahin. Bis es soweit ist, möchte ich leben. Mit allen Sinnen. Meine Fröhlichkeit wiederfinden, die Freude und das Glück spüren. Nicht mehr, aber auch nicht weniger. Ich arbeite daran. Aufgeben werde ich nicht, anhalten und pausieren bestimmt. Der Aufstieg aus diesem tiefen Tal ist mühsam, anstrengend und kräftezehrend. „Ich will, ich kann, ich werde!"

Ich bin zurück im Leben. Viel von der gewonnenen freien Zeit nutze ich, um meine Geschichte aufzuschreiben. Nachdenken, hinterfragen, Gedanken sortieren und Geschehenes akzeptieren. „Ich will, ich kann, ich darf! Ich muss nicht immer!" Ein schöner Satz. Er hat noch Platz auf meinem Spiegel.

Auszeiten nehme ich mir immer öfter. Ich buche mir ein Zimmer in einem Hotel in einer fremden Stadt und mache mich ganz allein auf den Weg. Zwei Tage nur mit mir. Das tut mir gut. Ich bummle durch die

Stadt, besuche Museen oder suche mir einen schönen Platz im Park. Nur auf mich und meine Bedürfnisse konzentriert, genieße ich jede Minute, tanke neue Energie und schöpfe neue Hoffnung.

Schlammlauf, House Running, Kletterwald und noch viel mehr völlig sinnfreie, aber spannende Dinge darf ich erleben. Ein Brautkleid ist gekauft. Das Kind verheiratet. Ein zauberhaftes Fest. Junge Menschen verbreiten eine unglaubliche Lebensfreude. Unerschütterlich in ihrem Glauben an eine wundervolle Zukunft feierten sie ihr Fest. Ich bewundere ihre Unbeschwertheit und Fröhlichkeit und schicke ein kleines Gebet zum Himmel: „Lieber Gott, pass gut auf sie auf und lasse sie gesund bleiben."

Ich bin gespannt auf das, was kommt.

Die Natur ist meine Verbündete geworden. Wenn die Traurigkeit kommt oder alles gerade zu viel ist, dann gehe ich wieder raus.

Krebspatienten fliegen hoch und stürzen tief. Sind die Ergebnisse gut, ist es ein Befreiungsschlag. Mit voller Wucht überrollt dich das Glück, plötzlich bist du wieder mittendrin im Leben, planst die Zukunft, schaust nach vorne, voller Lebensfreude und Energie. Du schaffst Dinge, von denen du glaubtest, sie für immer ad acta legen zu müssen. Du lebst. Hat der Doc schlechte Nachrichten, fällst du tief. Hoffnungslosigkeit macht sich breit, Verzweiflung schleicht sich in den Kopf. „Ich fühle mich wie jemand, der mit Tempo 200 gegen einen Baum gefahren ist", so die Worte eines Mitpatienten. Dann ist dieses Neu-Sortieren, Chancen ausloten, sich selbst Wiederfinden eine echte Herausforderung. Trauer, Aggression und Wut gehören dazu. Schwierig für Begleitende, aber wichtig und richtig für Betroffene. Schreien, weinen, schimpfen und hadern mit dem Schicksal wirkt oft befreiend.

Die Liebe trägt uns durch dunkle Täler. Der Glaube gibt uns Hoffnung. Ich bin kein regelmäßiger oder eifriger Kirchgänger, habe oft gehadert mit dem Schicksal, mit Gott und der Welt. Ich konnte und wollte nicht glauben an einen Gott, der solches Leid zulässt. Und doch konnte und wollte ich glauben, dass alles Sinn macht. Alles richtig ist, so wie es ist. Ich wollte so gerne glauben, dass es am Ende gut sein wird. Meine Suche nach Halt und neuer Hoffnung war schwierig und anstrengend.

Oft zog es mich auf den Friedhof, an das Grab meiner Mama und meiner Großeltern. Ich besuchte Gottesdienste und verbrachte viel Zeit in der Natur. Drei liebgewonnene Orte. Dort kam ich zur Ruhe.

An Mamas Grab ließ ich meinen Tränen freien Lauf, erzählte von meinem Schmerz und ließ all den Kummer und Schmerz dort.

Die bekannten und wohltuenden Rituale im Gottesdienst waren Balsam für meine Seele. Ich glaube an eine Macht, die höher und größer ist, als wir ermessen können. Der Ausdruck „der liebe Gott" fühlt sich für mich nicht richtig an. Es sind die Liebe und die Hoffnung, die unsere Seelen berühren und für mich diese höhere Macht beschreiben. Daran glaube ich. Da ist es, diese kleine, große Wort. Der Glaube. In meinem Kopf, in meinem Herzen. Vielleicht ja doch „der liebe Gott". Ich bin noch immer auf der Suche.

Jeder Patient hat seine eigene Strategie, um aus diesem Tief herauszukommen. Oft ist professionelle Hilfe nötig. Auch ich habe sie in Anspruch genommen. Zuerst in der Klinik und anschließend zu Hause. Eine wunderbare Freundin hat sich meiner angenommen, mich unterstützt und begleitet. Es ist ihr Fachgebiet. Liebevoll und sanft hat sie mich zurückgeführt ins Leben. Kein Drängen, kein Zwang, kein Druck. Unermüdlich hat sie mich bestärkt, niemals Ratschläge erteilt, nichts erwartet. Stets hatte ich das Gefühl, richtig und wichtig zu sein. Sie hat meinen Blickwinkel verändert, mein Herz geöffnet für all die schönen Erlebnisse und Erfahrungen, die das Leben bietet. Eine wunderbare, besondere Frau. Allerliebsten, größten Dank für deine Zeit, deine Geduld und Herzenswärme!
Betroffene und Angehörige sollten sich nicht scheuen, diese Unterstützung anzunehmen. Onkologen und onkologische Stationen in den Kliniken sind wichtige Ansprechpartner.

Und jetzt? Leben mit Krebs ist eine Herausforderung. Für Betroffene, für Angehörige, für Freunde, für unser gesamtes Umfeld. Ich habe ihm die Stirn geboten.

Stärker als je zuvor gehe ich meinen Weg. Ich habe viel gelernt, auf manches hätte ich gerne verzichtet. Alles Negative versuche ich hinter mir zu lassen. Die vielen positiven Dinge nehme ich mit auf meinen Weg. Ich lebe.

Danke

In ungezählten, schlaflosen, tränenreichen Nächten habe ich meine Texte verfasst. Mithilfe des Schreibens konnte ich viele Erlebnisse annehmen, reflektieren und verarbeiten, so manches Geschehen mit Humor betrachten und zahlreichen angstmachenden Erfahrungen durch diese oft neue Sichtweise den Schrecken nehmen. Schreiben tut meiner Seele gut.

Ich danke meinem Mann für seine Liebe und Unterstützung in dieser schwierigen Zeit und für seine unerschütterliche Gewissheit, dass wir es gemeinsam schaffen werden. Seine Geduld während meiner Schreibphasen und sein unermüdliches Drängen mich an einen Verlag zu wenden, machten dieses Buch erst möglich. „Eine Mut-mach-Geschichte entsorgt man nicht.

Ich danke meinen beiden Töchtern für ihre Liebe. Für all die Fürsorge und Pflege, für jedes gemeinsame Lachen und Weinen. Für jeden einzelnen kleinen Moment, den sie an meiner Seite waren.

Hilfsbereit, unaufdringlich, rücksichtsvoll und liebevoll versorgten, bekochten, chauffierten und trösteten mich meine Schwiegereltern. Stets zur Stelle. Allzeit bereit. Allergrößten Dank dafür.

Ein ganz besonderes Dankeschön an Anja und Irina. Sie hielten das Geschäft am Leben. Voller Hilfsbereitschaft und Einsatzfreude übernahmen sie selbstlos Verantwortung und ermöglichten uns durch ihr Engagement unser finanzielles Überleben.

Auf die Unterstützung und Hilfsbereitschaft unserer Vermieterin konnten wir stets bauen. Herzlichen Dank. Anja ist nicht nur seit vielen Jahren eine unserer treuesten Mitarbeiterinnen. Wir sind zusammengewachsen, eng vertraut. Beste Freunde. Zahllose gemeinsame Erlebnisse verbinden uns. Vor vielen Jahren hat sie ihren Friseurberuf an den Nagel gehängt und sich für unser Café entschieden. Immer für mich da, stets an meiner Seite. Im richtigen Moment, an der richtigen Stelle. Wir sind ein gutes Team, im Geschäft und auch privat. Sie hat meine Glatze rasiert und mit dem Kajalstift ganz groß auf mein kahles Haupt geschrieben: „Krebs ist scheiße!" Heute lachen wir gemeinsam über die Fotos und über tausend andere Sachen. Freunde fürs Leben. Unbezahlbar. Allerliebster großer Dank.

Danke, liebe Barbara. Meine aufmerksame Bettnachbarin erkannte meine Notlage und rettete mich aus allergrößter Not.

Zahlreiche Ärzte, Physiotherapeuten, Psychologen und Pflegekräfte unterstützten mich auf dem Weg der Genesung. Sie erledigten nicht einfach nur ihren Job. Sie unterstützten mich auf jede nur denkbare Weise. Ich fühlte mich sicher, gut aufgehoben und umsorgt. Ich war in guten, liebevollen Händen. Auch und besonders dafür sage ich Danke. Von ganzem Herzen.

Danke jedem Freund, der an meiner Seite blieb, danke für jede Postkarte, für jeden persönlichen Mut-mach-Brief, für jeden Anruf, für jedes Gebet und für all die liebevollen und guten Wünsche und Gedanken an mich.